全国高等医药院校教材配套用书

轻松记忆"三点"丛书

妇产科学速记

（第3版）

阿虎医考研究组　编

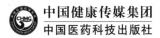

中国健康传媒集团

中国医药科技出版社

内容提要

本书是"轻松记忆'三点'丛书"之一，为全国高等教育五年制临床医学专业教材《妇产科学》的配套辅导用书，根据全国高等教育五年制临床医学专业教学大纲和国家执业医师资格考试大纲编写而成。本书共分34章，涉及产科学、妇科学、妇女保健、优生学等内容，重点突出、条理清晰、切中要点又充分保留了学科系统的完整性，重点、难点和考点一一呈现，章末的"小结速览"是本章内容的高度概括。

本书是全国高等医药院校五年制临床医学专业学生复习和应考的必备辅导书，同时也可作为国家执业医师考试的备考用书。

图书在版编目（CIP）数据

妇产科学速记／阿虎医考研究组编．—3 版．—北京：中国医药科技出版社，2020.3

（轻松记忆"三点"丛书）

ISBN 978 - 7 - 5214 - 1537 - 7

Ⅰ.①妇…　Ⅱ.①阿…　Ⅲ.①妇产科学—医学院校—教学参考资料　Ⅳ.①R71

中国版本图书馆 CIP 数据核字（2020）第 020894 号

美术编辑　陈君杞
版式设计　南博文化

出版	**中国健康传媒集团** | 中国医药科技出版社
地址	北京市海淀区文慧园北路甲 22 号
邮编	100082
电话	发行：010 - 62227427　　邮购：010 - 62236938
网址	www.cmstp.com
规格	787 × 1092mm ¼₃₂
印张	8¼
字数	178 千字
初版	2010 年 3 月第 1 版
版次	2020 年 3 月第 3 版
印次	2024 年 4 月第 2 次印刷
印刷	大厂回族自治县彩虹印刷有限公司
经销	全国各地新华书店
书号	ISBN 978 - 7 - 5214 - 1537 - 7
定价	**25.00 元**

获取新书信息、投稿、为图书纠错，请扫码联系我们。

出 版 说 明

轻松记忆"三点"丛书自2010年出版以来，得到广大读者的一致好评。应读者要求，我们进行了第三次修订，以更加利于读者对医学知识"重点、难点、考点"的掌握。

为满足普通高等教育五年制临床医学专业学生考研、期末复习和参加工作后执业医师应考需要，针对医学知识难懂、难记、难背的特点，本丛书编者收集、整理中国协和医科大学、北京大学医学部、中国医科大学、中山大学中山医学院、华中科技大学同济医学院等国内知名院校优秀本科、硕士（博士）研究生的学习笔记和学习心得，在前两版的基础上对丛书内容进一步优化完成编写。

本丛书依据普通高等教育本科临床医学专业教学大纲编写而成，有利于学生对医学知识的全面把握；编写章节顺序安排与相关教材呼应，符合教学规律；对专业知识进行梳理，内容简洁精要，既保留学科系统的完整性又切中要点，重点突出；引入"重点、难点、考点"模块，让学生能够快速理解和记忆教材内容与要点，"小结速览"模块能够加深和强化记忆，方便学生记忆应考。

我们鼓励广大读者将本丛书内容同自己正在进行的课程学习相结合，充分了解自己学习的得失，相互比较，互通有无。相信经过努力，必定会有更多的医学生能亲身感受到收获知识果实的甜美和取得成功的喜悦。

本丛书是学生课前预习、课后复习识记的随身宝典，可供普通高等教育五年制临床医学专业本科、专科学生学习使用，也可作为参加医学研究生入学考试、国家执业医师资格考试备考的复习用书。

中国医药科技出版社

2020 年 1 月

前言
QIANYAN

　　妇产科学是专门研究女性生殖系统、病理变化和疾病的诊断、预防、治疗以及生育调控的一门临床医学学科，由产科学和妇科学构成。研究范围和内容的特殊性是妇产科最显著的特点，因此，学好妇产科知识需要相应的基础医学知识做后盾。

　　妇产科学的知识点比较分散，需要掌握的内容也较多。本书是根据全国高等教育五年制临床医学专业教学大纲和国家执业医师资格考试大纲的要求，在保持系统性和实用性的基础上精心编写而成，保留了读者必须掌握的最基本的妇产科学知识，力求做到重点突出、条理清晰。

　　本书按章节编写，每章的开篇都先对重点、考点和难点进行点拨，提纲挈领，如妊娠并发症这一章，流产类型及症状、异位妊娠、妊娠期高血压疾病是学习重点，ICP的临床表现及治疗是难点部分，流产类型及症状、输卵管妊娠和妊娠期高血压疾病、分类及症状等是常见考点，这样使读者的学习目标清晰明了。

　　在每章的末尾部分，巧妙设计小结速览，使读者在完成整章的学习基础上对思路进行简单梳理，如胎儿异常与多胎妊娠部分，对出生缺陷、胎儿生长受限、巨大胎儿、胎儿窘迫、死胎、多胎妊娠等知识点进行简单总结，便于读者巩固复习和加深记忆。

　　妇产科学是重要的临床学科之一，是培养学生学习、掌握和应用临床基本技能的一门重要课程。本书体积小、内容精练简洁，方便您随身携带和随时学习，是您医学路上的必备辅导用书。总之，希望在本书的陪伴下，读者能再攀医学高峰。

编　者
2019年12月

目录
MULU

第一章　女性生殖系统解剖

> ● **重点**　后穹隆，子宫，坐骨棘
> ○ **难点**　子宫韧带，输卵管构成及其作用，生殖系统淋巴
> ★ **考点**　子宫形态

第一节　外生殖器

女性外生殖器指生殖器官的外露部分，位于两股内侧间，前为耻骨联合，后为会阴，包括阴阜、大阴唇、小阴唇、阴蒂和阴道前庭，统称为外阴。

1. 大阴唇皮下含丰富血管，外伤后易形成血肿。
2. 小阴唇和阴蒂富含神经末梢，对性刺激敏感。
3. 前庭大腺若腺管口闭塞，可形成囊肿或脓肿。

第二节　内生殖器

女性内生殖器位于真骨盆内，包括阴道、子宫、输卵管和卵巢。

一、阴道

（1）前壁 7～9cm、后壁 10～12cm，环绕宫颈的部分是阴道穹隆，后穹隆最深，与直肠子宫凹陷相隔，是盆腹腔最低的部位。

（2）阴道壁富含静脉丛，创伤后容易形成血肿、出血。

二、子宫

子宫大小为（2~3）cm×（4~5）cm×（7~8）cm，容积 5ml。

子宫体位于子宫上部，顶部称为子宫底，宫底两侧为子宫角，子宫体和子宫颈连接处为子宫峡部（非孕期长约 1cm）。

1. 子宫体

（1）子宫浆膜层　子宫前方的浆膜在峡部反折到膀胱，形成膀胱子宫腹膜反折，后方覆盖子宫直肠凹陷后反折到直肠。

（2）子宫肌层　非孕时厚 0.8cm，肌肉收缩可有效止血。

（3）子宫内膜层　致密层和海绵层又称功能层，对激素敏感；基底层对激素不敏感。

2. 子宫颈　子宫颈阴道部被覆鳞状上皮，子宫颈外口柱状上皮（腺体分泌黏液）与鳞状上皮交界处是子宫颈癌的好发部位。

3. 子宫韧带

（1）阔韧带　位于子宫两侧呈翼状的双层腹膜皱襞，限制子宫向两侧倾斜。

（2）圆韧带　发自宫角，维持子宫前倾。

（3）主韧带　位于阔韧带下部，固定子宫颈，防止子宫脱垂。

（4）宫骶韧带　发自峡部，向后绕过直肠，终止于骶骨，把子宫颈向后上方牵拉，维持子宫前倾的位置。

三、输卵管

1. 全长　8~14cm。

2. 分部　间质部、峡部、壶腹部、伞部（开口于腹腔内，有拾卵作用）。

3. 浆膜层 腹膜构成。

4. 平滑肌层 肌肉收缩可协助拾卵、运送受精卵、阻止经血逆流和宫腔内感染扩散。

5. 黏膜层 单层高柱状上皮，细胞摆动可输送卵子，对激素敏感，有周期性变化。

四、卵巢

生育期妇女卵巢大小约 4cm×3cm×1cm，由外侧的骨盆卵巢悬韧带和内侧卵巢固有韧带悬于盆壁与子宫之间。

第三节 血管、淋巴及神经

一、动脉

1. 卵巢动脉 发自腹主动脉，随骨盆漏斗韧带向内横行，经卵巢系膜进入卵巢，进入卵巢门前分出若干分支供应输卵管，末梢在宫角与子宫动脉的上行的卵巢支吻合。

2. 子宫动脉 子宫峡部水平距离子宫外侧 2cm 处跨越输尿管，上支是子宫体支（宫底支、卵巢支、输卵管支），下支是子宫颈阴道支。

3. 阴道动脉 供应阴道中段，阴道上段由子宫动脉宫颈阴道支供应。

4. 阴部内动脉 供应阴道下段。

二、静脉

盆腔静脉与同名动脉伴行，数目比其动脉多。

三、淋巴

1. 腹股沟浅淋巴结 上组沿腹股沟韧带排列，下组位于大隐静脉末端周围，回流入腹股沟深淋巴结。

2. 腹股沟深淋巴结 位于股静脉内侧的股管内，汇入闭孔和髂外淋巴结。

3. 盆腔淋巴 髂淋巴组（由闭孔、髂内、髂外和髂总淋巴结组成），骶前淋巴组位于骶骨前方，腰淋巴结位于腹主动脉旁。

四、神经

女性内外生殖器由躯体神经和自主神经共同支配。

外生殖器的神经支配由阴部神经支配。

内生殖器的神经支配由交感和副交感神经支配。

第四节 骨 盆

一、骨盆组成

（1）骶骨、尾骨、髂骨、坐骨、耻骨。

（2）骶髂关节、骶尾关节、耻骨联合。

（3）骶结节韧带、骶棘韧带（宽度即坐骨切迹宽度，可判断中骨盆是否狭窄），妊娠期间韧带松弛。

二、骨盆分界

（1）以耻骨联合上缘、髂耻线、骶岬上缘的连线为界，上方为大骨盆（假骨盆）、下方为小骨盆（真骨盆）。

（2）真骨盆是胎儿分娩的骨产道，骨盆腔前壁短、后壁长，前壁是耻骨联合和耻骨支，后壁是骶骨和尾骨，两侧是坐骨、坐骨棘和骶棘韧带。坐骨棘是判断产程中胎先露下降的标志。

第五节　骨　盆　底

（1）前方为耻骨联合和耻骨弓，后方为尾骨尖，两侧为耻骨降支、坐骨升支、坐骨结节。

（2）坐骨结节连线将骨盆底分为两部分，前部是尿生殖三角，后部为肛门三角。

一、骨盆底

1. 内层

（1）**耻尾肌**　是最主要的部分，包绕阴道和直肠。分娩过程中，耻尾肌容易受损伤而可致产后出现膀胱、直肠膨出。

（2）**髂尾肌**　发自腱弓（闭孔内肌表面筋膜的增厚部分）。

（3）**坐尾肌**　发自两侧坐骨棘。

2. 中层　泌尿生殖膈有尿道和阴道通过，中层包括会阴深横肌和尿道括约肌。

3. 外层　球海绵体肌、坐骨海绵体肌、会阴浅横肌、肛门外括约肌。

二、会阴

会阴是阴道和肛门之间的软组织，妊娠期间会阴变软、伸展性加大。分娩时应保护，防止会阴裂伤。

第六节　邻　近　器　官

女性生殖器与尿道、膀胱、输尿管、直肠及阑尾相邻，各邻近器官的解剖和病理变化可影响女性生殖器。手术应避免损伤邻近器官。

小结速览

女性生殖系统解剖
- 外生殖器
  - 大阴唇
  - 小阴唇
  - 前庭大腺
- 内生殖器
  - 阴道
  - 子宫
  - 输卵管
  - 卵巢
- 血管、淋巴及神经
  - 卵巢动脉
  - 子宫动脉
  - 阴道动脉：供应阴道中段
  - 阴道内动脉：供应阴道下段
- 骨盆
  - 真骨盆
  - 假骨盆
- 邻近器官——尿道、膀胱、输尿管、直肠、阑尾

第二章　女性生殖系统生理

● **重点**　月经，子宫内膜周期变化
○ **难点**　卵巢功能，月经周期调节
★ **考点**　月经临床表现及经血特点

第一节　妇女一生各阶段的生理特点

分期	年龄	卵巢功能
胎儿期	受精卵形成至出生	胚胎 8~10 周出现卵巢结构
新生儿期	出生后 4 周	母体卵巢和胎盘的雌激素作用 1 周后消失
儿童期	4 周至 12 岁	卵泡自主发育萎缩
青春期	WHO 规定 10~19 岁	卵巢增大，卵泡开始发育和分泌雌激素，产生足够导致月经的雌激素，但开始月经周期不规律
性成熟期	约 30 年	规律周期性排卵标志生育能力的获得、内分泌功能
围绝经期	卵巢开始衰退至绝经后一年	开始衰退，完全衰退时绝经
绝经后期	绝经后的生命时期	早期间质分泌少量雄激素，经外周转化为雌酮，后期间质功能丧失

第二节　月经及月经周期的临床表现

一、临床表现

1. 出血的第 1 日为月经周期的开始，两次月经第 1 日的间隔时间称一个月经周期。

2. 月经周期平均为 4 周（3～5 周），经期期平均为 4～6 天（2～8 天）。

3. 正常月经量为 20～60ml，超过 80ml 为月经过多。

4. 可产生下腹坠胀、腰骶部酸胀感觉（前列腺素的作用），一般无特殊症状。

5. 月经周期、经期长度、出血量的任何变化都提示异常子宫出血。

二、月经

月经初潮年龄多在 13～14 岁之间，但可能早在 11 岁或迟至 16 岁。16 岁以后月经尚未来潮者应当引起临床重视。

三、经血特点

经血呈暗红色，除血液外还有组织碎片、前列腺素、纤溶酶，所以经血不凝，在出血量多或速度快的情况下可出现血凝块。

第三节　卵巢功能及周期性变化

一、卵巢功能

卵巢为女性的性腺，其主要功能为产生卵子并排卵和分泌女性激素，分别称为卵巢的生殖功能和内分泌功能。

二、卵巢周期性变化

妇女一生的卵细胞储备始于胚胎 16～20 周时达高峰（600万～700 万个），出生时（胎儿期）约剩 200 万个，青春期剩下约 30 万个。一生排出 400～500 个成熟卵子，99.9% 卵细胞皆退化，绝经时卵母细胞已基本耗竭。

1. 卵泡发育与成熟

始基卵泡	初级卵母细胞（停在 1 次减数分裂）＋梭形前颗粒细胞
窦前卵泡	卵母细胞出现透明带＋颗粒细胞变为多层＋基底层＋内外卵泡膜。颗粒细胞出现卵泡刺激素、雄激素、雌激素三种受体可以产生对应的激素
窦卵泡	卵泡液增加。颗粒细胞出现促黄体素受体，产生更多的雌激素
排卵前卵泡	第一次减数分裂推进，雌激素增加，产生了孕激素（协同产生峰）

2. 排卵

（1）排卵过程包括卵母细胞完成第一次减数分裂和卵泡壁胶原层的分解及小孔形成后卵子的排出活动。

（2）排卵前，由于成熟卵泡分泌的雌二醇在循环中达到对下丘脑起正反馈调节作用的峰值（$E_2 \geq 200pg/ml$），促使下丘脑 GnRH 的大量释放，继而引起垂体释放促性腺激素，出现 LH/FSH 峰。

（3）LH 峰是即将排卵的可靠指标，出现于卵泡破裂前 36小时。

（4）LH 峰使初级卵母细胞完成第一次减数分裂，排出第一极体，成熟为次级卵母细胞。

（5）在 LH 峰作用下，排卵前卵泡黄素化，产生少量孕酮。

（6）LH/FSH 排卵峰与孕酮协同作用，激活卵泡液内蛋白溶酶活性，使卵泡壁隆起尖端部分的胶原消化形成小孔，称排卵孔。

（7）排卵多发生在下次月经来潮前 14 日左右。

（8）卵子排出后，经输卵管伞部捡拾、输卵管壁蠕动以及输卵管黏膜纤毛活动等协同作用，在输卵管内向子宫方向移动。

3. 黄体形成及退化

（1）排卵后卵泡壁的卵泡颗粒细胞和卵泡内膜细胞向内侵入，周围由结缔组织的卵泡外膜包围，共同形成黄体。

（2）排卵后 7 ~ 8 日（相当于月经周期第 22 日左右），黄体体积和功能达到高峰。

（3）若排出的卵子受精，黄体则在胚胎滋养细胞分泌的人绒毛膜促性腺激素（hCG）作用下增大，转变为妊娠黄体，至妊娠 3 个月末才退化。

（4）若卵子未受精，黄体在排卵后 9 ~ 10 日开始退化，黄体功能限于 14 日。退化的黄体转变为纤维组织即白体。黄体衰退后月经来潮，卵巢中又有新的卵泡发育，开始新的周期。

第四节　子宫内膜及生殖系统其他部位的周期性变化

一、子宫内膜的周期性变化

子宫内膜的基底层对激素的变化不敏感，未受孕时功能层脱落伴出血。

增殖期	月经周期第 5 ~ 14 日	对应卵泡期，受雌激素的影响，内膜的上皮、腺体、腺上皮、间质、血管都处于生长的过程。内膜增生至 3 ~ 5mm
分泌期	月经周期第 15 ~ 28 日	对应黄体期，黄体分泌的孕激素、雌激素使增殖期内膜继续增厚，腺体更增长弯曲，出现分泌现象
月经期	月经周期第 1 ~ 4 日	子宫内膜海绵状功能层从基底层崩解脱落

二、阴道黏膜的周期性变化

（1）排卵前 雌激素作用下阴道上皮增厚（形成表层和中层）、表层细胞角化，促使细胞合成糖原被分解为乳酸，保持阴道的酸度，提供抗感染机制。

（2）排卵后 孕激素作用下，表层细胞脱落。

（3）可根据阴道脱落细胞的变化判断雌激素水平。

三、宫颈黏液的周期性变化

（1）排卵前 在雌激素的作用下，宫颈黏液稀薄而量多，具有拉丝能力，宫颈松软、宫颈口呈瞳孔样张开，黏液呈瀑布样从宫颈口流出，在后穹隆形成宫颈黏液池。

（2）排卵后 黏液分泌减少、羊齿状结晶消失，出现椭圆体，黏液变黏稠形成黏液栓，宫颈口关闭，阻止精子和微生物进入。

四、输卵管的周期性变化

（1）排卵前 雌激素作用下，非纤毛细胞的分泌活动增加，为卵子提供营养物质。

（2）排卵后　雌孕激素协同作用下，提供了卵子的停留机制。

五、乳房的周期性变化

雌激素导致乳腺腺管增生，孕激素促进乳腺小叶和腺泡生长。

第五节　月经周期的调节

一、下丘脑促性腺激素释放激素

（1）垂体促性腺激素释放激素，由下丘脑的神经细胞合成，经垂体门脉血流输送到垂体前叶，分泌具有脉冲样节律，促使垂体合成与分泌促黄体素与卵泡刺激素；长反馈是性激素的反馈，短反馈是垂体激素的反馈，超短反馈是下丘脑激素的反馈。

（2）按生理节律释放垂体促性腺激素释放激素，引起垂体促黄体素与卵泡刺激素生理性分泌，促进卵泡发育。

（3）失去脉冲的持续刺激，引起垂体分泌细胞上垂体促性腺激素释放激素受体的降调节，出现垂体促黄体素与卵泡刺激素分泌及卵泡发育的抑制。

二、腺垂体生殖激素

1. 促性腺激素　分泌促黄体素、卵泡刺激素入血循环或储存于细胞内。促黄体素与卵泡刺激素在肝内降解，经肾排泄。促黄体素的代谢较卵泡刺激素快，血内促黄体素浓度呈明显的脉冲波动，与垂体促性腺激素释放激素的脉冲同步。

2. 催乳素　具有促进乳汁合成的功能，其分泌主要受下丘脑释放入门脉循环的多巴胺抑制性节律。促甲状腺激素释放激素也能刺激催乳素的分泌。

三、卵巢性激素的反馈作用

1. 雌激素　雌激素 < 200pg/ml 时对卵泡刺激素的分泌有负反馈作用，随着卵泡的发育卵泡刺激素浓度渐渐降低；当卵泡成熟时，雌激素 > 200pg/ml，刺激下丘脑释放大量垂体促性腺激素释放激素，刺激垂体释放卵泡刺激素、促黄体素，形成排卵峰，小量的孕酮对排卵前雌激素的正反馈调节有放大作用。

2. 孕激素　在排卵前，低水平的孕激素可增强雌激素对促性腺激素的正反馈作用。在黄体期，高水平的孕激素对促性腺激素的脉冲分泌产生负反馈抑制作用。

四、月经周期的调节机制

1. 卵泡期　为雌二醇的合成提供底物，排卵前，血促黄体素峰能促使卵母细胞最终成熟及排卵。

2. 黄体期　支持黄体的功能，促使孕激素及雌二醇的合成分泌。

第六节　其他内分泌腺功能对月经周期的影响

下丘脑 – 垂体 – 卵巢轴之外的内分泌功能对月经有影响。甲状腺、肾上腺及胰腺等功能异常导致月经减少，甚至闭经。

小结速览

女性生殖系统生理

月经及月经周期的临床表现
- 周期平均为 4 周，经期平均为 4~6 天
- 正常月经量为 20~60ml，超过 80ml 为月经过多
- 可产生下腹坠胀、腰骶部酸胀感觉
- 经血呈暗红色

卵巢功能及周期性变化
- 卵巢的主要功能为产生卵子并分泌女性激素
- 卵巢的周期性变化：卵泡发育与成熟、排卵、黄体形成及退化

子宫内膜的周期性变化
- 增殖期：内膜增生至 3~5mm
- 分泌期：增殖期内膜继续增厚，腺体更增长弯曲，出现分泌现象
- 月经期：子宫内膜海绵状功能层从基层崩解脱落

月经周期的调节
- 下丘脑促性腺激素释放激素
- 腺垂体生殖激素
- 卵巢性激素的反馈作用
- 月经周期的调节机制

第三章　妊　娠　生　理

● **重点**　胚胎胎儿发育特征，胎儿附属物
○ **难点**　妊娠母体变化
★ **考点**　胎盘构成及功能，羊水，母亲子宫变化

第一节　受精及受精卵发育、输送与着床

1. 受精卵形成

（1）精子自阴道、子宫颈管到达子宫腔，精子获能后具有受精能力。

（2）卵子排出后进入输卵管。

（3）受精部位于输卵管壶腹部。

（4）精子卵子相遇，顶体反应。精子顶体外膜破裂，释放出顶体酶。精子穿过次级卵母细胞的放射冠及透明带，受精开始。两性原核融合，受精完成。

2. 受精卵的发育

（1）受精卵边有丝分裂边向宫腔运动。

（2）受精后第 3 日分裂为 16 个细胞的桑葚胚。

（3）第 4 日早期囊胚进入宫腔。

（4）第 5～6 日早期囊胚透明带消失后着床。

3. 着床　囊胚侵入子宫内膜的过程，分为定位（一般定位于子宫后壁上部）、黏附及侵入三阶段。

着床的必备条件为：透明带消失、合体滋养细胞形成、囊胚和子宫内膜同步发育、孕妇体内有足量雌激素和孕酮。

第二节　胚胎、胎儿发育特征及胎儿生理特点

一、胚胎胎儿的发育特征

妊娠 10 周（受精后 8 周） 胚胎、受精后第 9 周开始为胎儿。

4 周 可辨认胚盘和体蒂。

8 周 B 超看见胎心。

12 周 可辨性别。

16 周 自觉胎动。

20 周 可听胎心，进行初次 B 超检查可以筛出解剖缺陷，宫底平脐。

28 周 出生后可活，但容易新生儿呼吸窘迫综合征。

36 周 生存力良好，存活率高。

二、胎儿的生理特点

1. 循环系统

（1）脐静脉 1 条，胎盘血经静脉入肝及下腔静脉，生后闭锁成肝圆韧带。脐动脉 2 条，来自胎儿血经动脉入胎盘，进行物质交换，生后闭锁为腹下韧带。动脉导管：肺及主动脉弓之间，生后闭锁。卵圆孔：心房间，生后数分钟关闭，多于 6 个月完全关闭。

（2）自胎盘来的血进入下腔静脉，混有下肢含氧低的血。卵圆孔开口正对下腔静脉，大部分血经卵圆孔入左心房，上腔静脉入右心房的血很少经卵圆孔，而是进入右心室→肺动脉（动脉导管）→主动脉（肺循环阻力较高）。

（3）胎儿体内无纯动脉血，进入肝、心、头部、上肢的血液含氧丰富，进入肺和下肢的血液含氧较少。

2. 血液系统

（1）红细胞生成　受精第 3 周主要来自卵黄囊，以后肝、骨髓、脾渐有造血功能，足月时骨髓造血占 90%，妊娠 32 周后促红细胞生成素大量产生，故红细胞较高，生命周期短，约 90 天。

（2）白细胞生成　妊娠 8 周有粒细胞，妊娠 12 周胸腺及脾产生淋巴细胞。

3. 呼吸系统　妊娠 11 周有胸壁运动、妊娠 16 周有呼吸运动。

4. 消化系统

（1）妊娠 16 周胃肠功能建立。

（2）肝酶缺乏不能结合游离胆红素，进入肠道被氧化为胆绿素，造成胎粪呈黑绿色。

5. 泌尿系统　妊娠 11~14 周胎儿肾有排尿功能，妊娠 14 周膀胱已有尿，胎尿为羊水的主要来源。

6. 内分泌系统

（1）甲状腺妊娠第 6 周发育，妊娠 10~12 周能合成甲状腺激素。

（2）肾上腺发育突出，皮质主要由胎儿带构成，分泌大量甾体激素。妊娠 12 周开始分泌胰岛素。

7. 性腺与生殖器

（1）睾丸（9 周）分化较卵巢（11 周）早，临产前睾丸下降。

（2）因胎盘激素撤退，女婴可阴道出血或白带。

第三节　胎儿附属物的形成与功能

一、胎盘的结构

1. 胎盘　由羊膜、叶状绒毛膜、底蜕膜构成。

（1）羊膜　胎盘的最内层，附着于胎盘胎儿面的半透明薄膜，光滑、无血管。

（2）叶状绒毛膜　胎盘主要结构，滋养层分裂为内层的细胞滋养细胞（生长细胞）和外层合体滋养细胞（执行功能），胚外中胚层与滋养细胞组成绒毛膜。

1）初级绒毛　初具绒毛形态，绒毛膜周围突起的合体滋养细胞小梁，中心为细胞滋养细胞中心索。一个初级绒毛干形成一个胎儿叶，干中有脐动静脉，绒毛干之间是绒毛间隙。

2）次级绒毛　胚外中胚层长入细胞中心索。一个次级绒毛干形成胎儿小叶。

3）三级绒毛　血管长入间质中心，绒毛血管形成。

（3）底蜕膜　来自胎盘附着部位的子宫内膜。

2. 胎盘形态

（1）圆或椭圆，大小 16 ~ 20cm，厚 1 ~ 3cm，为体重的1/6。

（2）母体面　暗红色，分为若干个母体叶。

（3）胎儿面　表面覆以羊膜。

（4）脐带附着处脐动静脉分支至边缘，穿过绒毛膜板进入绒毛干及分支。

二、胎盘的功能

1. 物质交换功能

（1）气体交换　O_2 及 CO_2 简单扩散。

（2）营养物质供应　葡萄糖易化扩散，氨基酸、钙、磷、铁主动运输，游离脂肪酸、水、钠及维生素 A、D、E、K 简单扩散。

（3）代谢产物　尿素、尿酸、肌酐、肌酸。

2. 防御功能　屏障作用有限，小分子、IgG、病毒可通过胎盘，其他病原体感染可破坏绒毛结构后进入胎儿体内。

3. 合成功能

（1）人绒毛膜促性腺激素

1）合体细胞产生的糖蛋白激素，受精卵着床后 1 日母血清可测出，妊娠 8～10 周达高峰，产后 2 周消失。

2）维持月经黄体寿命，使月经黄体增大成为妊娠黄体，促进雌孕激素的生成。

（2）人胎盘生乳素（hPL）

1）合体细胞产生，孕 5 周血浆中可测出，孕 39～40 周分泌达高峰，产后 7 小时测不出。

2）促进乳腺腺泡发育，刺激乳腺上皮细胞合成蛋白，为泌乳做好准备。

3）促进蛋白合成、糖原合成。

4）促进脂解，提高游离脂肪酸及甘油浓度，抑制母体对葡萄糖的摄取，使多余葡萄糖运给胎儿（胎儿主要能源）。

（3）雌激素

1）孕早期黄体产生雌二醇及雌酮。

2）妊娠 10 周后胎盘产生，是胎盘合成雌三醇的主要来源，测定雌三醇水平可反应胎儿发育情况。

（4）孕激素

1）孕早期由黄体产生。

2）妊娠 8～10 周主要由合体滋养细胞产生，随妊娠进展而增加。

三、胎膜

（1）组成　绒毛膜（外）及羊膜（内）。

（2）维持羊膜腔完整性。

（3）含多量花生四烯酸的磷脂，与分娩的发动有关。

四、脐带

连接胎儿与胎盘，长 30 ~ 100cm，直径 0.8 ~ 2.0cm，<u>1 系静脉，2 系动脉</u>，外有华通胶。

五、羊水

1. 来源

（1）早期母血清经胎膜进入羊膜腔的透析液。

（2）妊娠中期后，胎尿为羊水的重要来源，此时羊水的渗透压较低，尿素氮、肌酐、尿酸均渐增高。

（3）晚期胎肺参与羊水的分泌。

（4）羊膜、脐带华通胶及胎儿皮肤渗出液体。

2. 吸收　胎儿吞咽是羊水吸收的主要途径。

3. 量、性状和成分

（1）妊娠 38 周 1000ml，足月 800ml。

（2）性状　足月时，比重 1.007 ~ 1.025，pH 7.20，早期无色、透明，足月时略浑浊，不透明。

（3）98% ~ 99% 为水分，1% ~ 2% 为无机盐及有机物。

4. 功能

（1）保护胎儿　防止畸形及肢体粘连，维持恒温，宫缩时使宫内压均匀分布。

（2）保护母体　减少胎动带来的不适，羊水冲洗产道防感染。

第四节　妊娠期母体的变化

一、生殖系统

1. 子宫体

（1）增大变软，变为 35cm × 25cm × 22cm，妊娠 12 周后出

盆腔，晚期子宫右旋。

（2）容量　5ml→5000ml。

（3）重量　50g→1100g，肌细胞肥大，富含肌动蛋白和肌球蛋白。

（4）肌壁厚度　非孕 1cm、16 周时 2 ~ 2.5cm、足月为 1 ~ 1.5cm。

（5）Braxton Hicks 收缩　无痛不规律的子宫收缩。

2. 子宫内膜

（1）腺体增大，腺上皮内糖原增加，结缔组织细胞肥大，血管充血。

（2）底蜕膜　囊胚着床部位的子宫内膜，发育为胎盘的母体部分。

（3）包蜕膜　覆盖于囊胚上的蜕膜。

（4）真蜕膜　除底蜕膜、包蜕膜以外的蜕膜。

3. 子宫峡部　子宫体与子宫颈间最狭窄处，孕期从原 1cm 至（7 ~ 10）cm，形成子宫下段，剖宫产切开处、产道梗阻子宫破裂多发生于此处。

4. 宫颈　充血及组织水肿、变软，肥大、着色，宫颈黏液栓可防止感染，腺体增生。

5. 卵巢　妊娠 10 周后黄体萎缩。

6. 卵管　伸长，基质中见蜕膜细胞，黏膜见蜕膜反应。

7. 阴道

（1）黏膜充血水肿，肌层肥厚，结缔组织变软，伸展性增加，形成软产道。

（2）分泌物增加，上皮细胞糖原水平增加，乳酸增多，pH 偏低。

8. 外阴　皮肤色素沉着，组织松软，子宫压迫导致外阴和下肢静脉曲张。

二、乳房的变化

（1）雌激素促进腺管发育，孕激素促进腺泡发育，脂肪堆积。

（2）孕期　雌孕激素抑制乳汁产生。

（3）产后　雌孕激素减少，泌乳素分泌促进泌乳。

三、循环系统

1. 心脏　心浊音界扩大，心尖及肺动脉区轻度收缩期杂音，心率增加 10 ~ 15 次/分，电轴左偏约 15°。心脏容量妊娠末期增加约 10%。

2. 心搏量　妊娠 10 周开始增加，妊娠 32 ~ 34 周达高峰，左侧卧位还可增加 30%。

3. 血压　胎盘形成分流，舒张压下降，脉压增加。

盆腔、下肢静脉压明显上升，平卧低血压综合征（压迫下腔静脉，导致回心血量减少）。

四、血液系统

1. 血容量　增加，32 ~ 34 周达到高峰，血液相对稀释。

2. 红细胞和血红蛋白　计数减少，易发生缺铁性贫血。

3. 白细胞　增加，主要是中性粒细胞。

4. 凝血功能　孕妇处于高凝状态，利于胎盘剥离后止血，但易发生下肢血栓。

五、泌尿系统

（1）肾小球滤过率增加 50%，代谢产物尿酸、肌酐等排泄增加。

（2）15% 孕妇出现生理性糖尿。

（3）平滑肌张力降低，再加压迫输尿管，可致肾盂肾炎。

（4）孕早期和胎头入盆后由于膀胱受压，常出现尿频。

六、呼吸系统

（1）耗氧增加，呼吸深大，肺通气量增加 40%，PaO_2 增高、$PaCO_2$ 降低。

（2）上呼吸道黏膜水肿充血，易发生感染。

七、消化系统

（1）贲门括约肌松弛，反酸，胃灼热。

（2）肠蠕动减弱，易便秘。

（3）胆汁黏稠，易发生胆石症。

八、内分泌系统

（1）垂体肥大，促性腺激素、促甲状腺激素和促黄体激素分泌减少，催乳素从孕 7 周开始增加，分娩前达高峰，为哺乳做准备。

（2）皮质醇分泌增加，10% 有活性，醛固酮分泌增加，30%～40% 起活性作用，睾酮稍增多，部分孕妇出现多毛。

（3）甲状腺增大，甲状腺素合成增多，甲状腺结合蛋白增加。碘可通过胎盘影响胎儿甲状腺，故妊娠时禁用碘剂。

九、皮肤变化

孕妇乳头、乳晕、腹白线、外阴等处出现色素沉着。

十、代谢

（1）体重平均增加 12.5kg。

（2）血脂增加、正氮平衡。

（3）基础代谢率妊娠晚期增高 15% ～20%。

十一、骨关节

胎盘分泌松弛素导致腰骶部及肢体疼痛。

小结速览

```
         ┌ 受精及受精卵发育、输送与着床
         │ 胚胎、胎儿发育特征及胎儿生理特点
         │              ┌ 胎盘的结构：由羊膜、叶状绒毛膜、底蜕
         │              │         膜构成
         │              │ 胎盘的功能：物质交换功能；防御功能；
         │   胎儿附属物的 │         合成功能
 妊娠 ┤   形成与功能  ┤ 胎膜组成：绒毛膜（外）及羊膜（内）
 生理 │              │ 脐带：1 条静脉，2 条动脉
         │              └ 羊水：足月 800ml
         │              ┌ 子宫体：容量 5ml→5000ml
         │   妊娠期母体的变化┤ 子宫内膜：底蜕膜发育为胎盘的
         │              │         母体部分
         └              └ 子宫峡部：形成子宫下段
```

第四章　妊　娠　诊　断

● **重点**　早、中、晚期妊娠诊断
○ **难点**　胎姿势，胎产式，胎先露，胎方位
★ **考点**　早孕症状，中晚期妊娠子宫的变化

第一节　早期妊娠的诊断

1. 症状、体征

（1）停经　平素月经规律者，一旦月经过期应怀疑妊娠，停经达 10 天者可能更大。

（2）早孕反应　停经 6 周左右，头晕、乏力、食欲缺乏、恶心、呕吐、厌油、嗜睡。

（3）尿频　前倾增大的子宫压迫膀胱所致。

（4）Hegar 黑加征　双合诊时感觉子宫颈和子宫体不相连。

（5）子宫在妊娠 12 周时出盆，耻骨联合上可扪及（2～3 横指）。

（6）乳房　乳房增大、胀痛、乳头和乳晕颜色加深、乳头周围出现蒙氏结节。

2. 辅助检查

（1）妊娠试验　尿检 hCG，停经 5 周出现。

（2）B 超　最早可能于 5 周时做出诊断，子宫增大、饱满，宫腔内近宫底部可见妊娠囊。

3. 诊断

血或尿 hCG 阳性、超声检查见胚芽和原始心管搏动能确诊正常的早期妊娠。

第二节　中晚期妊娠的诊断

妊娠周数	宫底高度
12 周末	耻骨联合上 2 ~ 3 横指
16 周末	脐耻之间
20 周末	脐下 1 横指
24 周末	脐上 1 横指
28 周末	脐上 3 横指
32 周末	脐和剑突之间
36 周末	剑突下 2 横指
40 周末	脐与剑突之间或略高

胎动　妊娠 20 周左右自觉胎动，妊娠 32 ~ 34 周达高峰，≥ 10 次/2 小时。

胎心　妊娠 18 ~ 20 周可用听诊器听到，正常 110 ~ 160 次/分。

胎体　妊娠 24 周及以上可触诊能区分胎头、胎背、胎臀和胎儿肢体。

第三节　胎姿势、胎产式、胎先露、胎方位

1. 胎姿势　胎儿在子宫内的姿势为胎姿势。

2. 胎产式　胎体与母纵轴的关系称为胎产式，分纵、横

（0.25%）产式。

3. 胎先露　最先进入骨盆入口的胎儿部分。纵产式：头、臀先露；横产式：肩先露。

4. 胎方位　先露部的指示点与母骨盆的关系，多为枕左前位。

小结速览

妊娠诊断 ⎰
　早期妊娠诊断 ⎰停经
　　　　　　　　早孕反应
　　　　　　　　尿频
　　　　　　　　Hegar 黑加征
　　　　　　　　子宫在 12 周时出盆
　中晚期妊娠诊断 ⎰子宫大小
　　　　　　　　　胎动妊娠 18~20 周出现
　　　　　　　　　胎心妊娠 18~20 周可用听诊器听到
　胎姿势、胎产式、胎先露、胎方位

第五章　产前检查与孕期保健

● **重点**　产前检查
○ **难点**　胎心率监测
★ **考点**　预产前的推算

第一节　产前检查

产前检查时间	妊娠 < 12 周、20 周、26 周、30 周、34 周、36 周、38 周、40 周一共 8 次
预产期的推算和核对	1. 末次月经第一日计算，月份减 3 或加 9、日数加 7 2. 宫高、腹围、B 超测量胎儿双顶径
全身检查	1. 血压 < 140/90mmHg，比基础血压升高 < 30/15mmg，注意是否下肢水肿 2. 体重每周增长 < 500g 3. 计算体重指数
胎儿检查	手测子宫底高度、尺测腹围和耻骨上宫底高度、18 ~ 20 周后可经腹壁听胎心（靠近胎背上方的腹壁处听诊最清楚） 1. 判断宫底处的胎儿部分，胎头硬而有浮球感、胎臀大而软且不规则 2. 判断左右，平坦的是背部、凹凸不平的是肢体 3. 判断胎先露的部分是头还是臀，左右可推动者尚未衔接 4. 双手置于先露部两侧，向骨盆入口方向深按，判断入盆的程度

续表

产道检查	骨盆外测量： 1. 骶耻外径 间接推测骨盆入口的前后径，骨盆外测量中最重要者，L_5 棘突和耻骨联合上缘之间的距离，18~20cm 2. 坐骨结节间径（出口横径） 两侧坐骨结节内缘的距离，8.5~9.5cm，能容纳成人横置拳头也为正常 3. 髂棘间径 两侧髂前上棘外缘的距离，23~26cm 4. 髂嵴间径 两侧髂嵴外缘最宽的距离，25~28cm 5. 耻骨弓角度 正常为 90°，<80° 为异常 骨盆内测量： 1. 对角径 耻骨联合下缘距离骶岬前缘中点的距离，12.5~13cm，减去 2cm 就是真结合径，为骨盆入口前后径长度 2. 坐骨棘间径 正常为 10cm 3. 坐骨切迹宽度 就是骶棘韧带的宽度，代表中骨盆后矢状径，能容纳三指（5.5~6cm）为正常 4. 出口后矢状径 坐骨结节间径中点和骶骨尖的距离，8~9cm，出口横径 + 出口后矢状径 >15cm 提示骨盆不狭窄

胎心率基线	记录 10 分钟胎心率，正常 110~160 次/分
加速	妊娠≥32 周宫缩时胎心基线率升高≥15 次/分、持续 >15 秒，但不超过 2 分钟，胎儿良好的表现
早期减速	随宫缩出现的暂时性胎心率减慢，开始早（几乎和宫缩同时开始）、持续短、恢复快（<15 秒）、下降幅度小（<50 次/分）、每次形态变化一致，由于第一产程胎头受压导致

续表

变异减速	开始时间和宫缩关系不定、持续时间不定、恢复快、下降幅度 >70 次/分、每次形态不一致,由于脐带受压导致
晚期减速	宫缩高峰后出现、持续时间长、恢复慢、幅度 <50 次/分、形态一致,胎盘功能不良、胎儿缺氧

第二节　评估胎儿健康的技术

1. 胎动计数　<10 次/2 小时或减少 50% 者提示缺氧。

2. 胎心率监测。

3. 预测胎儿储备能力

（1）无应激试验（NST）　正常 NST ①胎心率基线:110 ~ 160 次/分。②基线变异:6 ~ 25 次/分(中度变异);≤5 次/分(变异缺失及微小变异),持续 < 40 分钟;③减速:无减速或偶发变异减速,持续 <30 秒;④加速:（≥32 周）40 分钟内 2 次或 2 次以上加速超过 15 次/分,持续 15 秒;（<32 周）40 分钟内 2 次或 2 次以上加速超过 10 次/分,持续 10 秒。

（2）缩宫素激惹试验（OCT）　① 阴性:没有晚期减速或重度变异减速。②可疑（有下述任一种表现）:间断出现晚期减速或重度变异减速;宫缩过频（ >5 次/10 分钟）;宫缩伴胎心减速,时间 >90 秒;出现无法解释的监护图形。③阳性:≥50% 的宫缩伴随晚期减速。

4. 胎肺成熟度监测　卵磷脂/鞘磷脂（L/S）≥2、PG 阳性提示肺成熟。

第三节　孕期营养和体重管理

孕期营养与胎儿生长和智力发育密切相关，所需营养必须高于非妊娠期。

适时控制与监测孕妇体重变化，有利于母儿健康。

孕期注意热能、蛋白质、碳水化合物、脂肪、维生素、无机盐、微量元素和膳食纤维的摄入。

第四节　产科合理用药

妊娠用药原则：

（1）用药必须有明确的指征，避免不必要的用药。

（2）根据病情在医师指导选用有效且对胎儿相对安全的药物。

（3）应选择单独用药、避免联合用药。

（4）应选用结论比较肯定的药物，避免使用较新的、尚未肯定对胎儿是否有不良影响的药物。

（5）严格掌握剂量和用药持续时间，注意及时停药。

（6）妊娠早期若病情允许，尽量推迟到妊娠中晚期再用药。

第五节　孕期常见症状及其处理

（1）消化系统症状多见，给予维生素 B_6。及时补充铁和钙。

（2）下肢静脉曲张，穿弹力袜。

（3）下肢水肿，避免久站，穿弹力袜，睡眠时垫高下肢。

（4）痔疮便秘，多吃蔬菜，必要时服缓泻剂。

（5）仰卧位低血压，改为侧卧位。

小结速览

产前检查与孕期保健
├─ 产前检查
│   ├─ 产前检查时间
│   ├─ 预产期的推算和核对
│   ├─ 全身检查
│   ├─ 胎儿检查
│   └─ 产道检查
├─ 评估胎儿健康的技术
│   ├─ 胎动计数
│   ├─ 胎心率监测
│   ├─ 预测胎儿储备能力
│   └─ 胎肺成熟度监测
├─ 孕期营养和体重管理
├─ 产科合理用药
└─ 孕期常见症状及其处理

第六章 遗传咨询、产前筛选、产前诊断与胎儿手术

● **重点** 产前筛查，产前诊断
○ **难点** 胎儿手术
★ **考点** 产前筛查

第一节 遗 传 咨 询

遗传咨询对象为遗传性疾病高的风险人群。

应包括明确诊断，确定遗传方式和评估遗传风险，并提出医学建议等步骤。

需遵循收集证据，无倾向性，尊重患者，知情同意及守密和信任等原则。

第二节 产 前 筛 查

唐氏综合征妊娠早期检出率为 85%。妊娠中期检出率为 60% ~ 75%。

神经管畸形无固定遗传方式，主要的筛查方法有孕妇血清 AFP 监测和超声检查。

第三节 产 前 诊 断

产前诊断对象为出生缺陷的高风险人群，可诊断的疾病有染色体异常、性连锁遗传病、遗传性代谢病及先天性结构畸形。

第四节 胎 儿 手 术

胎儿镜手术适用于胎儿泌尿道梗阻、先天性膈疝及双胎输血综合征。

胎儿分流手术可用于胎儿尿路梗阻、先天性肺通气道畸形。

产时子宫外处理技术适用于胎儿颈部巨大肿块。

小结速览

遗传咨询、产前筛选、产前诊断与胎儿手术
- 遗传咨询（对象）：遗传性疾病高的风险人群
- 产前筛查(唐氏综合征检出率)
  - 妊娠早期：85%
  - 妊娠中期：60%～75%
- 产前诊断
  - 对象：出生缺陷的高风险人群
  - 可诊断的疾病日
    - 染色体异常、性连锁遗传病
    - 遗传性代谢病、先天性结构畸形

第七章　妊娠并发症

- ● **重点**　流产类型及症状，异位妊娠，妊娠期高血压疾病
- ○ **难点**　ICP 的临床表现及治疗
- ★ **考点**　流产类型及症状，输卵管妊娠，妊娠期高血压疾病分类、症状及治疗

第一节　自然流产

一、病因

1. 胚胎因素　胚胎染色体异常是早期流产最常见原因。

2. 母体因素

（1）全身因素　感染、缺血缺氧性疾病、甲状腺功能减退症、严重糖尿病、雌孕激素、hCG、泌乳素分泌不足、母儿血型不合、抗磷脂抗体、抗精子抗体、严重创伤、刺激。

（2）妇科因素　子宫畸形、宫颈内口松弛。

3. 环境因素　吸烟、酗酒、咖啡、药物、放射线、化学毒物。

二、病理

1. 早期流产　胚胎绒毛分离，妊娠物多能完全排出。

2. 晚期流产　肉样胎块、石胎、压缩胎、纸样胎、浸软胎等。

三、临床表现

停经后阴道流血、腹痛。

1. 早期流产 阴道出血、出血刺激子宫收缩、腹痛 + 妊娠物排出、出血停止。出血持续短，量少。

2. 晚期流产 腹痛（宫缩导致胚胎剥离）、剥离后血窦开放出血 + 妊娠物排出。可能由于剥离不全导致大出血和休克。

类型：

鉴别内容	先兆流产	难免流产	完全流产	不全流产
腹痛	轻微	加剧	无	减轻
阴道出血	少量	增多	无	多
排出物	无	无	全部	部分
胎膜	未破	破	破	破
宫颈口	关闭	扩张	关闭	开放、堵塞物
子宫	与月份符合	稍小于月份	正常大小	稍小于月份
B超	可见妊娠囊可有胎心	可见妊娠囊无胎心	/	/
处理	卧床、禁性生活、保胎（hCG、黄体酮）	促进组织排出，缩宫素 + 刮宫 + 抗生素	如无感染可不处理	输血补液 + 刮宫/钳刮 + 抗生素

特殊流产及其处理：

稽留流产	宫内胚胎或胎儿死亡后未及时排出，有早孕反应、子宫不增大反而缩小、早孕反应消失、宫颈口未开放 处理：可能发生弥散性血管内凝血，先查凝血功能、备血情况下刮宫＋抗生素。术后 B 超复查确定无残留。由于手术困难，妊娠物不易清除，可用雌激素、米索前列醇、催产素等提高子宫肌的敏感性、加强宫缩，以促进组织排出
复发性流产	连续流产≥3 次，多由于母体因素导致 处理：产前咨询、查女方是否有畸形、男方精液、主动免疫治疗、宫颈内口环扎（12～14 周）
流产合并感染	多见于流产阴道流血时间较长的患者，有可能引起宫腔感染，多为厌氧菌和需氧菌的混合感染，严重者可发生盆腔炎、感染性休克 处理：控制感染＋刮宫，感染轻出血重者在滴入抗生素的同时刮宫，感染重而出血少者先控制感染后刮宫，必要时行子宫切除根除感染源

第二节 异位妊娠

一、概述

受精卵着床于子宫体腔外，可位于子宫颈、子宫角、输卵管、卵巢、腹腔。输卵管壶腹部妊娠最多见。

二、病理

1. 输卵管妊娠流产 因输卵管蜕膜形成不良、血供不足导致胚胎死亡，发生流产。胚囊剥离完全出血较少，胚囊剥离不完全，出血较多，反复出血导致输卵管及其周围的血肿、盆腔血肿。

2. 输卵管妊娠破裂 输卵管肌层比较薄，滋养细胞侵蚀输卵管壁导致破裂，短时间内大量出血，形成盆腔积血。

3. 子宫 增大、变软（与停经周不符），内膜出现蜕膜反应，有 A-S 反应，胚胎死后蜕膜经阴道排出，但无绒毛。

4. 继发性腹腔妊娠 少数囊胚重新种植于腹腔脏器而生长。

5. 陈旧性宫外孕 胚胎死亡被血块包裹形成盆腔血肿并与周围组织粘连机化。

6. 输卵管妊娠胚胎停止发育并吸收

三、症状

1. 停经 有人把不规则阴道流血当成月经，注意询问末次月经与平时是否相同，即使没有停经史也不能排除异位妊娠。

2. 阴道流血 胚胎受损或死亡后，hCG 降低，激素不能维持子宫蜕膜，流血伴蜕膜碎片管型排出。

3. 腹痛 为主要症状，未破裂时为一侧下腹隐痛、胀痛。破裂后为突发撕裂样疼痛。出血多时有全腹疼痛、肛门坠胀感、肩放射痛（Danforth 征）。

4. 晕厥休克 严重程度与阴道流血量不成正比，与内出血的速度和量有关。

5. 腹部包块

五、体征

1. 腹部查体 压痛、反跳痛、肌紧张，出血较多时可有移动性浊音（+）、下腹部可扪及实性肿块。

2. 妇科检查 阴道少量血液，后穹隆饱满、触痛、宫颈举痛、子宫漂浮感，附件区扪及压痛性包块。

六、辅助检查

1. B 超　子宫内膜增厚但无妊娠囊、宫旁一侧可见混合性包块（有时可见妊娠囊和胎心搏动）、直肠子宫凹陷处有积液。

2. hCG　99% 异位妊娠患者呈阳性。

3. 后穹隆穿刺和腹腔穿刺　可有陈旧性不凝血，阴性也不能排除（粘连或血肿形成）。

4. 诊刮　有蜕膜、无绒毛。

七、鉴别诊断

急性阑尾炎、流产、黄体破裂、急性输卵管炎及卵巢囊肿蒂扭转。

八、治疗

1. 药物治疗

（1）适应证　输卵管妊娠未破裂、妊娠囊直径 <4cm、hCG < 2000U/L、无明显内出血。

（2）禁忌证　生命体征不稳定、异位妊娠破裂。妊娠囊直径≥4cm 或≥3.5cm 伴胎心搏动。肝、肾、血液疾病。

（3）甲氨蝶呤　干扰 DNA 的合成，使滋养细胞分裂受阻，胚胎死亡，50mg/m² 肌内注射一次。

2. 腹腔镜手术

（1）保守手术。

（2）根治手术。

九、其他异位妊娠

1. 卵巢妊娠　受精卵在卵巢着床发育，表现类似输卵管妊娠，诊断需要病理，可行卵巢楔形切除。

2. 宫颈妊娠

（1）受精卵在宫颈管内着床发育，停经、流血、无腹痛。

（2）B超可以确诊。治疗首选甲氨蝶呤全身应用或经宫颈局部注射入胚囊。

3. 腹腔妊娠

（1）多继发于输卵管妊娠流产或破裂后。

（2）一旦确诊应剖腹取出胎儿。

第三节 妊 娠 剧 吐

一、概述

妊娠早期发生严重持续恶心、呕吐。

二、病因

与 hCG 增高密切相关，但症状的轻重和 hCG 水平不一定相关。

三、临床表现

（1）妊娠 6 周左右出现恶心、呕吐，导致脱水、电解质紊乱甚至酸中毒、体重下降。

（2）肝肾功能损害时可出现黄疸、转氨酶升高、肌酐和尿素氮增高、尿蛋白和管型。

四、治疗

（1）避免早晨空腹，鼓励少量多餐，每日补液 3000ml，保证尿量≥1000ml/天。

（2）输液补充维生素 B_6 和维生素 C，肌注维生素 B_1。

（3）补钾 3～4g/d。

（4）止吐治疗。

第四节　妊娠期高血压疾病

妊娠期高血压疾病是孕产妇和围生儿死亡的主要原因。

一、分类与临床表现

妊娠期高血压	≥140/90mmHg、尿蛋白阴性、产后 12 周内恢复
子痫前期	≥140/90mmHg、尿蛋白 ≥0.3g/24h 或随机尿蛋白（+）；或虽无蛋白尿，但合并下列任何一项者：①血小板减少（血小板 $<100 \times 10^9/L$）。②肝功能损害（血清转氨酶水平为正常值 2 倍以上）。③肾功能损害（血肌酐水平大于 1.1mg/dl 或为正常值 2 倍以上）。④肺水肿。⑤新发生的中枢神经系统异常或视觉障碍
子痫	子痫前期患者出现不能用其他原因解释的抽搐
妊娠合并慢性高血压	妊娠 20 周前就有高血压，孕期无加重；妊娠 20 周后首次诊断出并持续到产后 12 周后
慢性高血压并发子痫前期	慢性高血压妇女妊娠前无蛋白尿，妊娠 20 周后出现蛋白尿；或妊娠前有蛋白尿，妊娠后蛋白尿明显增加，或血压进一步升高，或出现血小板减少 $<100 \times 10^9/L$，或出现其他肝肾功能损害、肺水肿、神经系统异常或视觉障碍等严重表现

二、病理生理改变对母儿影响

1. 基本病变　全身小动脉痉挛，血管内皮损伤。

2. 脑 血管痉挛，通透性增加，导致脑水肿、脑出血、血栓形成。

3. 肾 蛋白尿，肾血流和肾小球滤过率降低，肾小球入球动脉狭窄、肾小球梗死。

4. 心 冠脉痉挛、管腔狭窄导致心肌缺血、间质水肿。

5. 肝 肝包膜下血肿，肝细胞不同程度的坏死。

6. 血液 血液浓缩、容量不足、血液黏度增加。

7. 子宫胎盘血流灌注 血流减少、功能减退，胎儿发育迟缓、蜕膜坏死导致胎盘早剥。（最严重的并发症）

三、鉴别诊断

妊娠期高血压、子痫前期主要与慢性肾炎相鉴别。子痫应与癫痫、脑炎、脑肿瘤、脑血管畸形破裂出血、糖尿病高渗性昏迷、低血糖昏迷相鉴别。

四、治疗

一般处理	充分休息，左侧卧位，必要时可睡前口服地西泮 2.5~5mg
解痉	1. 4~6g 硫酸镁 +25% 葡萄糖 20ml 静推，或者 +5% 葡萄糖 100ml 静滴 2. 25% 硫酸镁 20ml +2% 利多卡因 2ml 肌内注射 3. 膝腱反射存在、呼吸 ≥16 次/分钟、尿量 ≥17ml/h，备有 10% 葡萄糖酸钙 4. 中毒后 10% 葡萄糖酸钙 10ml 静推
降压	1. 可用降压药，使收缩压在 130~155mg，舒张压 80~105mmHg。应避免影响胎盘血供 2. 拉贝洛尔、硝苯地平、甲基多巴、硝酸甘油，硝普钠的代谢产物有毒性作用

镇静	1. 地西泮 10mg 肌注预防 2. 苯巴比妥钠分娩前 6 小时慎用，其他药物都不主张产前使用 3. 冬眠药物仅用于硫酸镁治疗效果不佳者
利尿	1. 指征 心衰、肺/脑水肿、全身水肿、肾功能不全 2. 呋塞米对心衰、肺水肿效果好。甘露醇主要用于脑水肿
终止妊娠	1. 妊娠期高血压、子痫前期期待治疗至 37 周 2. <24 周经治疗病情不稳定 3. 28~34 周治疗 24~48 小时无好转，促肺成熟后 4. ≥34 周
子痫的紧急救治	1. 头侧位、吸痰、防咬伤、吸氧 2. 地西泮控制抽搐，硫酸镁解痉，甘露醇降颅压，控制血压，抽搐控制后终止妊娠

附　HELLP 综合征

一、定义

以溶血、肝酶升高、血小板减少为特点，子痫前期严重并发症。

二、诊断

（1）末梢血涂片发现异形红细胞。

（2）肝酶、乳酸脱氢酶、胆红素升高。

（3）血小板 $< 100 \times 10^9/L$。

三、治疗

（1）糖皮质激素。

（2）输注血小板（ $<50\times10^9$ /L）。

（3）终止妊娠：争龄≥34周或病情危急者，妊娠<34周延长48小时。禁忌阴部阻滞和硬膜外麻醉。

第五节 妊娠期肝内胆汁淤积症（ICP）

一、病因

目前尚不清楚，可能与女性激素（雌激素）、遗传及环境等因素有关。

二、临床表现

1. 瘙痒 无皮肤损伤的瘙痒是 ICP 的首发症状。持续性，白昼轻、夜间加剧。

2. 黄疸 10% ~15% 患者出现轻度黄疸，一般不随孕周的增加而加重。

3. 皮肤抓痕 四肢皮肤出现因瘙痒所致条状抓痕。

4. 其他 一般无明显消化道症状，少数孕妇出现上腹不适，轻度脂肪痢。

三、诊断

1. 临床表现 孕晚期出现皮肤瘙痒，黄疸等不适。

2. 实验室检查 血清胆汁酸测定是诊断 ICP 的最主要的实验证据。

3. ICP 分度

（1）轻度 ①血清总胆汁酸 10 ~ 39.9μmol /L；②主要症状为瘙痒，无其他明显症状。

（2）重度 ①血清总胆汁酸≥40μmol/L；②症状严重伴其

他情况，如多胎妊娠、妊娠期高血压疾病、复发性 ICP 等。满足以上任何一条即为重度。

四、治疗

1. 一般处理 休息差者夜间可给予镇静药物。

2. 药物治疗 熊去氧胆酸——ICP 治疗的一线药物。S - 腺苷蛋氨酸——ICP 治疗的二线药物。

3. 辅助治疗 促胎肺成熟地塞米松。改善瘙痒症状，补充维生素 K。

4. 产科处理 产前监护，适时终止妊娠。

第六节 早 产

一、概述

妊娠满 28 周不满 37 周期分娩者，孕周越小、出生体重越低、围生儿预后越差。

二、分类及病因

胎膜完整早产	最常见 1. 宫腔过度扩张，多胎妊娠、羊水过多、巨大胎儿 2. 母胎应激反应 3. 感染：病原体经颈管逆行而上，母体全身感染
胎膜早破早产	宫颈机能不全、子宫畸形、宫内感染、细菌性阴道病、子宫过度膨胀、辅助生殖技术受孕
治疗性早产	由于母体或胎儿健康原因不允许继续妊娠，引产或剖宫产

三、临床表现

1. 先兆早产　有规则或不规则宫缩，伴有宫颈管进行性缩短。

2. 早产临产　出现规律宫缩（20 分钟≥4 次，或 60 分钟≥8 次）。宫颈容受≥80%。宫颈扩张达到 1cm 以上。

四、治疗

1. 治疗原则　若胎膜完整，在母胎情况允许时尽量保胎至 34 周，监护母胎情况，适时停止早产的治疗。

2. 抑制宫缩治疗

（1）β_2 受体兴奋剂　使子宫肌细胞 cAMP 增加，细胞内游离钙降低，导致肌细胞松弛，副作用为心率增快、血压高、心肌耗氧多、血糖升高、水钠潴留，故合并心脏病、高血压、糖尿病禁用。常用利托君。

（2）硫酸镁　镁离子直接作用子宫肌细胞，拮抗钙离子收缩子宫的作用。4～5g 静推或快速滴注。

（3）PG 合成酶抑制剂　常用吲哚美辛。

（4）CCB（钙拮抗剂）　硝苯地平，心衰和主动脉狭窄者禁用，防止血压过低。

3. 产时处理与分娩方式

（1）早产儿应延长至分娩 60 秒后断脐。

（2）胎膜早破后，预防性抗生素使用。

（3）吗啡、哌替啶临产后不能使用，新生儿呼吸抑制作用。

（4）妊娠 35 周前地塞米松促胎肺成熟。

（5）不提倡常规会阴切开。

第七节　过期妊娠

一、概述

月经周期规律者，妊娠达到或超过 42 周（≥294 天）尚未分娩为过期妊娠。

二、病理

1. 胎盘　功能正常与功能减退。

2. 羊水减少、粪染。

3. 胎儿　正常生长及巨大胎儿、胎儿过熟综合征、胎儿生长受限。

三、诊断

1. 核对孕周

（1）核对 EDC（预产期）　月经周期规律。LMP（末次月经）日期、妊娠试验时间清楚。早期盆检子宫大小与孕周相符、早期 B 超双顶径与孕周相符诊断不难。

（2）月经不规律、LMP 不清的需要核对同房时间、早孕反应时间、胎动时间、B 超。

（3）LMP 推算预产期，需要月经周期规律。

（4）基础体温上升时为排卵时间、根据同房时间推算。

（5）早孕反应 6 周、自觉胎动 18～20 周。

（6）妇科检查宫底高度（20 周宫底平脐）、B 超检查双顶径。

2. 判断胎儿安危状况

（1）胎动计数　2 小时累计 <10 次或逐日下降 50%。

（2）胎心监护　NST（无应激试验）无反应，胎动时胎心

47

加速 < 15 次/分、持续时间 < 15 秒型。OCT（宫缩刺激试验）（+）反复晚期减速（宫缩高峰后出现减速，下降缓慢、恢复缓慢、降低 < 50 次/分）。

（3）B 超羊水指数　AFI < 5cm（羊水过少）。

四、处理

1. 促宫颈成熟　（宫颈 Bishop 评分 ≥ 7 分）直接引产，低于 7 分者促宫颈成熟。

2. 引产术　胎头已衔接者，先人工破膜，1~2 小时后滴注缩宫素。

小结速览

妊娠并发症
- 自然流产
  - 先兆流产
  - 难免流产
  - 完全流产
  - 稽留流产
  - 复发性流产
  - 流产合并感染
- 异位妊娠
- 妊娠剧吐
- 妊娠期高血压疾病
  - 妊娠期高血压：≥ 140/90mmHg、尿蛋白阴性、产后 12 周内恢复
  - 子痫前期：≥ 140/90mmHg、尿蛋白 ≥ 0.3g/24h 或随机尿蛋白（+）
  - 子痫：子痫前期患者出现不能用其他原因解释的抽搐

妊娠并发症
- 妊娠期高血压疾病
  - 妊娠合并慢性高血压：孕前或 20 周前就有高血压，孕期无加重；
  - 妊娠 20 周后首次诊断出并持续到产后 12 周后
  - 慢性高血压并发子痫前期：慢性高血压妇女妊娠前无蛋白尿，妊娠 20 周后加重出现蛋白尿
- 妊娠期肝内胆汁淤积症（ICP）
  - 瘙痒
  - 黄疸
  - 皮肤抓痕
- 早产
  - 胎膜完整早产
  - 胎膜早破早产
  - 治疗性早产
- 过期妊娠——妊娠达到或超过 42 周（≥294 天）尚未分娩

第八章 妊娠合并内外科疾病

● **重点** 心脏病，糖尿病，贫血
○ **难点** Torch 综合征的影响
★ **考点** 心脏病，糖尿病

第一节 心 脏 病

一、心脏病种类及其对孕妇的影响

先天性心脏病	左向右分流	房间隔缺损	<1cm^{2}者可耐受妊娠和分娩，>2cm^{2}者最好先矫治后再妊娠
		室间隔缺损	<1.25cm^{2}者可耐受妊娠和分娩，室间隔较大者孕晚期容易出现艾森门格综合征，应在孕早期终止妊娠
		PDA	肺动脉压正常可正常妊娠，出现艾森曼格综合征应在孕早期终止妊娠
	右向左分流	法洛四联症	1. 不宜妊娠，已经妊娠者也应尽早终止妊娠
		艾森门格综合征	2. 手术矫正后，心功能Ⅰ~Ⅱ级者可在严密监测下妊娠
	无分流	肺动脉瓣狭窄	狭窄>60%者应先行手术矫正再妊娠
		主动脉缩窄	常伴其他心血管畸形，预后较差
		马方综合征	应避孕，妊娠者如彩超发现主动脉根部直径>40mm应终止妊娠

续表

风湿性心脏病	单纯二尖瓣狭窄多见,肺动脉高压者应在妊娠前纠正二尖瓣狭窄,已经妊娠的孕早期终止
妊娠期高血压疾病性心脏病	1. 既往无心脏病的妊娠期高血压疾病患者,突然发生以左心衰为主的全心衰(与冠脉痉挛、外周血管阻力高、水钠潴留、血液浓缩有关) 2. 不需终止妊娠,产后不遗留心脏器质性疾病
围生期心肌病	1. 既往无心脏病史者,妊娠晚期至产后 6 个月之间发生扩张型心肌病者 2. 初次发生经早期治疗后 1/3 ~ 1/2 患者可完全康复,再次妊娠可复发 3. 曾患本病、心衰且遗留心脏扩大者不宜妊娠
心肌炎	病情控制良好者,可在密切监护下继续妊娠

二、诊断依据

(1) 妊娠前有心悸、气短、心衰、风湿热病史。

(2) 发绀、杵状指、持续性颈静脉怒张。

(3) 劳力性呼吸困难。

(4) 心电图有严重心律失常。

(5) X线检查显示心脏显著扩大。

(6) 超声心动图示心肌肥厚、瓣膜运动异常、心内结构畸形。

三、评估与咨询

1. 可以妊娠　心脏病变轻,心功能 Ⅰ ~ Ⅱ 级,无心衰史,无其他并发症。

2. 不宜妊娠　心脏病变重,心功能 Ⅲ ~ Ⅳ 级,有心衰史,有其他并发症,病程长,>35 岁。

四、处理

妊娠期	①终止妊娠；②定期产前检查，早期发现心衰征象；③心衰早期治疗：避免诱因，控制体重，治疗诱因，必要时地高辛
分娩期	分娩方式：心脏病妊娠风险低且心功能Ⅰ级者通常可耐受经阴道分娩。对有产科指征及心功能Ⅲ～Ⅳ级者，均应择期剖宫产 第一产程：镇静，半卧位，吸氧，抗生素，强心 第二产程：会阴切开，器械助产 第三产程：腹部置沙袋，催产素，禁用麦角新碱
产褥期	卧床休息，抗感染1周，心功能Ⅰ级风险低，建议哺乳、绝育

第二节 糖 尿 病

一、概述

（1）糖尿病患者妊娠或在妊娠期首次出现的妊娠期糖尿病。

（2）D、F、R级糖尿病不宜妊娠，妊娠后应及早终止妊娠。

二、诊断

（1）空腹血糖≥7.0mmol/L（126mg/dl）。

（2）随意血糖≥11.1mmol/L（200mg/dl）。

（3）妊娠24～28周及28周后进行75g OGTT（口服葡萄糖耐量试验），空腹、1小时、2小时分别低于5.1mmol/L、10mmol/L、8.5mmol/L，任何一点异常为GDM（妊娠期糖尿病）。

三、妊娠对糖尿病的影响

（1）妊娠可使隐性糖尿病显性化、糖尿病患者病情加重、无糖尿病者发生糖尿病。

（2）妊娠其间胰岛素用量不断加大，产程中和产后要迅速减量。

四、糖尿病对妊娠的影响

孕妇	自然流产率增加、易合并妊娠期高血压疾病、易感染、羊水过多、巨大胎儿
胎儿	巨大胎儿、宫内发育迟缓、早产和流产、胎儿畸形、胎儿窘迫
新生儿	呼吸窘迫综合征（高胰岛素抵抗皮质激素的促肺成熟作用）、低血糖

五、处理

饮食	控制血糖达正常水平且无饥饿感最理想，否则需加药物治疗
药物治疗	1. 禁用口服降糖药，三餐前皮下注射胰岛素 2. GDM 患者妊娠期血糖应控制在餐前及餐后 2 小时血糖值分别 ≤5.3mmol/L 和 6.7mmol/L；夜间血糖不低于 3.3mmol/L；妊娠期 HbA1c 宜 <5.5%
产科处理	1. 尽可能延长孕周，不能继续妊娠时促肺成熟 2. 留脐血，进行血糖监测。视为高危新生儿，注意保暖和吸氧，重点防止新生儿低血糖，应在开奶同时，定期滴服葡萄糖液。

第三节　病毒性肝炎

一、概述

妊娠期易感染病毒性肝炎，容易使原有的肝炎加重，重症肝炎发病率高。

二、肝炎对妊娠的影响

母体	早孕反应加重、子痫前期发病率高（可能与醛固酮灭活能力降低有关）、肝功异常导致产后出血多，易发展为重型肝炎
围产儿	1. 流产、早产、死胎、新生儿死亡率增加 2. 新生儿可能感染，以后易发展成肝硬化或肝癌
母婴传播	**甲肝**　不垂直传播，接触母血、羊水、粪便可能传染 **乙肝**　孕晚期及 HBsAg、HBV DNA 者高。母婴垂直传播，产时传播（母血、羊水、阴道分泌物，主要途径），产后传播（母乳、唾液） **丙肝**　孕晚期及 HCV RNA 者高 **丁肝**　与乙肝混合感染，母婴传播少见 **戊肝**　有母婴传播的报道，母亲死亡率高，抗体阴性不能排除诊断 **庚肝**　母婴传播常见

三、诊断及治疗

诊断	妊娠合并重型肝炎：①消化道症状严重；②血清总胆红素≥171μmol/L（10mg/d），或黄疸迅速加深，每日上升 17.1μmol/l；③凝血功能障碍，全身出血倾向，PTA＜40%；④肝脏缩小，出现肝臭气味，肝功能明显异常；⑤肝性脑病；⑥肝肾综合征

续表

鉴别诊断	1. 妊娠剧吐导致的肝损害：纠正水电酸碱平衡后肝功完全恢复。血清学检测阴性有助于鉴别 2. HELLP 综合征：终止妊娠后迅速恢复 3. 妊娠急性脂肪肝：临床表现与重症肝炎极其类似，鉴别要点：a. 尿胆红素阴性；b. 肝炎标志物阴性；c. 终止妊娠后好转 4. 药物性肝损害：用药史，停药后好转 5. 妊娠期肝内胆汁淤积症：妊娠中晚期瘙痒及胆汁酸升高
产科处理	1. 轻症急性肝炎积极治疗后可继续妊娠，慢性活动性肝炎治疗后应终止妊娠 2. 分娩前肌注维生素 K_1、备血，阴道分娩尽量缩短产程，重型肝炎控制 24 小时后剖宫产迅速终止妊娠 3. 产褥期给予头孢类和氨苄西林预防感染 4. HBsAg 阳性产妇只要新生儿接受免疫预防则可以哺乳，但 HBeAg 阳性者禁止哺乳，回奶禁用雌激素
预防	1. 甲肝：有密切接触史，肌注丙球 2. 乙肝：乙肝免疫球蛋白、接种疫苗 3. 丙肝：减少医源性感染

第四节　TORCH 综合征

一、概述

病原体为 T（弓形虫）、R（风疹）、C（巨细胞病毒）、H（单纯疱疹病毒）、O（其他，主要是梅毒螺旋体）。孕妇感染任何一种疾病后，自身症状轻微，但可垂直传播给胎儿，导致宫内感染、流产、死胎、死产，即使幸存也可遗留中枢神经系统等损害。

二、感染途径

宫内感染	1. 经胎盘感染 2. 上行经生殖道进入羊膜腔或沿胎膜外再经胎盘感染胎儿
产道感染	胎儿被病原体感染的软产道感染
出生后感染	母乳、母唾液、母血

三、对胎儿和新生儿的影响

弓形虫病	肝脾大、黄疸、贫血及颅内钙化、脑积水和小头畸形等神经系统疾病
RV 感染	孕 12 周前感染率最高，导致流产、死胎、先天性风疹综合征
CMV 感染	FGR、小头畸形、颅内钙化、肝脾大、皮肤瘀点、黄疸、脉络膜视网膜炎、血小板减少性紫癜及溶血性贫血等。远期后遗症

四、治疗与预防

内科治疗	弓形虫	乙酰螺旋霉素、乙胺嘧啶（妊娠中晚期使用＋补充叶酸）
	RV 感染和 CMV 感染	无特效治疗
预防	早期检查，早期诊断，及时治疗	
	RV 抗体阴性的生育期妇女建议孕前接种风疹疫苗，避孕 1～3 个月后计划妊娠	
	妊娠前 1 个月和妊娠期禁止接种风疹疫苗	

第五节　性传播疾病

一、淋病

病因	淋病奈瑟菌引起的泌尿生殖系统化脓性感染，G⁻球菌对柱状上皮和移行上皮有亲和力
传播途径	主要通过性接触传播，儿童多为间接传播，新生儿多在分娩通过软产道时接触污染的阴道分泌物传染
临床表现	阴道脓性分泌物增多，外阴瘙痒或灼热，宫颈水肿、充血。尿道炎、前庭大腺炎、输卵管炎和子宫内膜炎
诊断	1. 分泌物涂片见中性粒细胞内有G⁻双球菌 2. 淋病奈瑟菌培养（金标准） 3. 核酸扩增试验
治疗	1. 首选头孢曲松钠 250mg 单次肌注，阿奇霉素 1g 顿服 2. 新生儿使用红霉素眼膏预防淋菌性眼炎，并预防使用头孢曲松钠

二、梅毒

病因	苍白密螺旋体引起的慢性性传播疾病，可累及全身各器官并可通过胎盘传染给胎儿导致先天梅毒
传播途径	1. 性接触是主要传播途径，未经治疗的患者在感染后1年内最具有传染性，随病程的延长传染性越小，超过4年者基本无传染性 2. 超过4年的孕妇仍然可以通过胎盘传播给胎儿，新生儿通过软产道时也可以被传染，但不属于先天梅毒

续表

分期	病程 2 年以内的是 1 期和 2 期梅毒属于早期梅毒，病程 >2 年属于晚期梅毒
临床表现	早期主要表现为硬下疳、硬化性淋巴结炎、全身皮肤黏膜损害（如梅毒疹、扁平疣、脱发及口、舌、咽喉或生殖器黏膜红斑、水肿和糜烂等），晚期表现为永久性皮肤黏膜损害，并可侵犯心血管、神经系统等多种组织器官
辅助检查	1. 暗视野显微镜检查或直接荧光抗体检查　梅毒螺旋体确诊 2. 血清学检查 （1）非梅毒螺旋体试验：敏感性高而特异性低，滴度与病情有关，可定性定量检测 （2）梅毒螺旋体试验：测定血清特异性 IgG 抗体，但该抗体终身阳性，不能用于观察疗效、鉴别复发或再感染 3. 脑脊液检查　主要用于诊断神经梅毒
治疗	1. 首选青霉素　苄星青霉素或普鲁卡因青霉素 2. 产科处理　青霉素抗梅治疗时应注意监测和预防吉－海反应。分娩方式应根据产科情况决定。排除胎儿感染后，可母乳喂养

三、尖锐湿疣

病因	1. 人乳头瘤病毒感染引起的鳞状上皮增生性疣状改变，与尖锐湿疣有关的是人乳头瘤病毒 –6/11 2. 过早性交、多个性伴侣、免疫力低下、高性激素水平、吸烟。
传播途径	主要经过性接触传播。胎儿通过产道时因吞咽含 HPV 的羊水、血或分泌物而感染

续表

临床表现	外阴瘙痒、灼痛或性交后疼痛。病灶初为散在或呈簇状增生的粉色或白色小乳头状疣，细而柔软指样突起。病灶增大后融合呈鸡冠状、菜花状或桑葚状。病变多发生在性交易受损部位，如阴唇后联合、小阴唇内侧、阴道前庭、尿道口，也可累及阴道和子宫颈等部位
诊断	诊断典型的尖锐湿疣肉眼即可诊断。如果症状不典型、诊断不明确、病情加重，建议行活组织病理检查以明确诊断。不建议行 HPV 检查
治疗	1. 尚无根治人乳头瘤病毒感染的方法，治疗只能去除疣体，改善症状和体征 2. 妊娠合并尖锐湿疣，病灶较小者可局部药物治疗，较大者物理疗法，不提倡为预防新生儿感染人乳头瘤病毒而行剖宫产，但病灶大而阻塞软产道后容易大出血者行剖宫产

四、生殖器疱疹

病因	单纯疱疹病毒（HSV）感染
传播途径	HSV-2 存在于皮损渗液，子宫颈和阴道分泌物，精液和前列腺液中，主要通过性接触传播
临床表现	生殖器及肛门皮肤散在或簇集小水疱，破溃后形成溃疡或糜烂，自觉疼痛，常伴腹股沟淋巴结肿痛、发热、头痛、乏力
治疗	减轻症状，缩短疗程，减少 HSV 排放，控制其传染性

五、沙眼衣原体感染

传播途径	经产道感染最主要传播途径
临床表现	症状轻微，以子宫颈管炎，尿路炎和前庭大腺感染多见
处理	妊娠期感染首选阿奇霉素 1.0g 或阿莫西林 500mg 口服，每日 3 次连服 7 日

六、支原体感染

传播途径	主要通过性接触传播
临床表现	人型支原体感染多引起阴道炎、子宫颈炎和输卵管炎，解脲支原体感染引起非淋菌性尿道炎
治疗	孕妇首选阿奇霉素 1.0g 顿服，每日 2 次，连用 14 日，新生儿感染选红霉素 25～40mg/（kg·d），分四次静脉滴注；或口服红霉素，连用 7～14 日

七、获得性免疫缺陷综合征

传播途径	主要性传播，其次血液传播
临床表现	发热，体重下降，全身浅表淋巴结肿大，常合并各种条件性感染和肿瘤
处理	1. 抗病毒药物：妊娠期应用核苷酸反转录酶抑制剂齐多夫定 2. 其他免疫调节药：干扰素 α，IL–2 3. 对症支持治疗：加强营养，治疗机会性感染及恶性肿瘤 4. 产科处理：尽可能缩短破膜距分娩的时间。尽量避免使胎儿暴露于血液和体液危险增加的操作。建议在妊娠 38 周时选择性剖宫产。不推荐 HIV 感染者母乳喂养

第六节 血液系统疾病

一、贫血

缺铁性贫血	表现	轻者无明显症状，或只有皮肤、口唇黏膜和睑结膜稍苍白；重者可有乏力、头晕、心悸、气短、食欲缺乏、腹胀、腹泻、皮肤黏膜苍白、皮肤毛发干燥、指甲脆薄以及口腔炎、舌炎等
	检查	1. 红细胞 $<3.5 \times 10^{12}/L$、Hb $<110g/L$、Hct <0.33 2. 血清铁 $<6.5\mu mol/L$
	治疗	1. 补充铁剂：Hb 在 70g 以上者，可口服给药，不能口服时可选用铁剂深部肌肉注射 2. 输血：Hb $<70g/L$、近预产期、短期内行剖宫产者 3. 产科处理：重度贫血者临产后应配血备用。严密监护产程，积极预防产后出血，积极处理第三产程，出血多时应及时输血
巨幼细胞贫血	表现	乏力、头晕、心悸、气短、皮肤黏膜苍白等贫血症状，严重者有消化道症状和周围神经炎症状如手足麻木、针刺、冰冷等感觉异常以及行走困难
	检查	1. 红细胞平均体积（MCV）$>100fl$，红细胞平均血红蛋白含量（MCH）$>32pg$ 2. 血清叶酸 $<6.8nmol/L$、红细胞叶酸 $<227nmol/L$ 提示叶酸缺乏。血清维素 $B_{12} <74pmol/L$，提示维生素 B_{12} 缺乏
	治疗	加强营养、补充叶酸、维生素 $B_{12} 100\sim200\mu g$ 肌注，每日 1 次

续表

| 再生障碍性贫血 | 表现 | 进行性贫血、皮肤与内脏出血及反复感染。可分为急性型和慢性型，孕妇以慢性型居多。贫血呈正细胞型、全血细胞减少。骨髓象见多部位增生减低或严重减低，有核细胞甚少，幼粒细胞、幼红细胞、巨核细胞均减少，淋巴细胞相对增高 |
| | 治疗 | 1. 妊娠期：病情未缓解者不宜妊娠，妊娠早期应人工流产，妊娠中晚期应在严密监测下继续妊娠到足月分娩。支持疗法。预防感染
2. 分娩期：多能阴道分娩，缩短第二产程，防止第二产程用力过度
3. 产褥期：使用宫缩剂，预防感染 |

二、特发性血小板减少性紫癜

影响	母体	妊娠一般不影响 ITP 的病程和预后，但导致出血机会增加。孕妇用力屏气可诱发颅内出血、产道裂伤和血肿形成。自然流产和孕产妇死亡率升高
	胎儿	部分抗血小板抗体可通过胎盘，可导致胎儿、新生儿一过性血小板减少，脱离母体后抗体逐渐消失，血小板逐渐恢复正常
治疗	妊娠期	只有当严重血小板（PLT）减少不缓解或孕 12 周之前需使用皮质激素者才考虑终止妊娠。PLT < 50 × 10^9/L、有出血症状者可用泼尼松，大量 IVIG（静脉注射丙种免疫球蛋白），脾切除应在妊娠 3～6 个月进行。PLT < 10 × 10^9/L，有出血倾向，分娩时可输入血小板（可能诱发抗体产生）
	分娩期	以阴道分娩为主，剖宫产指征为 PLT < 50 × 10^9/L、有出血倾向
	产后处理	妊娠期应用糖皮质激素治疗者，产后应继续应用。孕妇常伴有贫血及抵抗力低下，应预防感染。是否母乳喂养视母亲病情及胎儿血小板情况而定

第七节　急性阑尾炎

妊娠期阑尾位置特点	随妊娠周数的增加阑尾位置向右、上、外方移动。产后 14 日恢复到非妊娠时位置
临床表现	1. 妊娠早期大多患者有转移性右下腹痛，妊娠中晚期反跳痛、肌紧张不明显 2. 发热、乏力、恶心、呕吐 3. 血常规：孕期白细胞本身就高，只有白细胞计数 $> 15 \times 10^9/L$，中性粒细胞增高有一定的诊断价值 4. 阑尾炎可增加早产率或流产率，尤其是出现腹膜炎时
处理	1. 妊娠期急性阑尾炎一般不主张保守治疗。一旦诊断，应在积极抗感染治疗的同时立即行阑尾切除术。妊娠中、晚期高度怀疑急性阑尾炎而难以确诊时，应积极考虑剖腹探查 2. 以下情况可先行剖宫产：阑尾暴露困难、腹膜炎严重导致胎盘子宫已有感染、近预产期或胎儿基本成熟 3. 术后处理：抗生素可使用甲硝唑、青霉素或头孢类

第八节　急性胰腺炎

临床表现	症状：腹痛，多于进食高脂饮食、饱餐后发作，多位于左上腹，可放射至腰背肩部
	体征：轻者为腹部压痛。重者表现为反跳痛和腹肌紧张

续表

胰酶测定		血清淀粉酶在发病数小时内升高，24小时达高峰，48小时开始下降，4～5日降至正常 尿淀粉酶在发病后24小时升高，48小时达高峰，1～2周恢复正常 血清脂肪酶一般在起病后24～72小时升高，持续7～10日，其持续时间较长，其特异性和敏感性优于淀粉酶
B超		可见胰腺体积弥漫性增大，实质结构不均匀
CT增强扫描		可判断有无胰腺渗出、坏死或脓肿
鉴别诊断		1. 妊娠剧吐、临产 2. 胎盘早剥：有腹膜炎时，腹肌紧张、板状腹、压痛，甚至休克，易被误诊为胎盘早剥 3. 其他：需与消化性溃疡、胆囊炎、阑尾炎相鉴别
处理	非手术治疗	1. 禁食，禁水，胃肠减压，直到腹痛消失 2. 补液，营养支持和抗休克治疗，中心静脉插管，给予胃肠外高营养 3. 缓解疼痛，首选哌替啶50～100mg 4. 抑制胰液分泌 5. 给予大剂量广谱抗生素抗感染
	手术治疗	适应证：①腹膜炎持续存在，不能排除其他急腹症；②重症胆源性胰腺炎伴壶腹部嵌顿结石，合并胆道梗阻感染者，应尽早手术解除梗阻；③胰腺坏死，腹腔内大量渗出液体，迅速出现多脏器功能损伤者应手术消除坏死组织并充分引流；④合并肠穿孔、大出血或胰腺假性囊肿
	产科处理	治疗过程中应积极保胎并密切监测胎儿宫内情况

小结速览

妊娠合并内外科疾病
- 心脏病
  - 左向右分流
    - 房间隔缺损
    - 室间隔缺损
    - PDA
  - 右向左分流
    - 法洛四联症
    - 艾森门格综合征
  - 无分流
    - 肺动脉瓣狭窄
    - 主动脉缩窄
    - 马方综合征
- 妊娠期糖尿病
  - 空腹血糖≥7.0mmol/L（126mg/dl）
  - 随意血糖≥11.1mmol/L（200mg/dl）
  - 空腹、1小时、2小时分别低于5.1mmol/L、10mmol/L、8.5mmol/L，任何一点异常为GDM
- 病毒性肝炎
  - 消化道症状严重
  - 血清总胆红素值≥171μmol/L（10mg/d），或黄疸迅速加深，每日上升17.1μmol/l
  - 凝血功能障碍
  - 肝性脑病
  - 肝肾综合征
- TORCH综合征
  - 弓形虫病
  - RV感染
  - CMV感染

妊娠合并内外科疾病
- 性传播疾病
  - 淋病
  - 梅毒
  - 尖锐湿疣
  - 生殖器疱疹
  - 沙眼衣原体感染
  - 支原体感染
  - 获得性免疫缺陷综合重
- 血液系统疾病
  - 缺铁性贫血
  - 巨幼细胞贫血
  - 再生障碍性贫血
  - 特发性血小板减少性紫癜
- 急性阑尾炎
- 急性胰腺炎

第九章　胎儿异常与多胎妊娠

● **重点**　胎儿生长受限，巨大胎儿，胎儿窘迫
○ **难点**　胎儿生长受限，多胎妊娠
★ **考点**　胎儿窘迫的判断及治疗

第一节　出生缺陷

胚胎或胎儿在发育过程中发生的结构或功能代谢的异常。
一、二、三级预防是降低出生缺陷的有效措施。

常见畸形及处理

无脑儿	颅骨和脑组织缺失，眼球突出呈"蛙样"面容，颈项短，无大脑，不可能存活。若伴羊水过多常早产，不伴羊水过多常过期产	一旦确诊尽早引产
脊柱裂	①脊椎管缺损，多位于腰骶部，脊髓和脊神经多正常，无神经系统症状；②两个脊椎骨缺损，多有神经系统症状；③形成脊髓部分的神经管缺失，停留在神经褶和神经沟阶段，称为脊髓裂，同时合并脊柱裂	隐性者无须治疗，显性者手术治疗
脑积水	脑脊液过多 500~3000ml	确诊后立即引产、穿颅后经阴道分娩
单心房单心室	先天性心脏发育异常	建议终止妊娠

第二节 胎儿生长受限

一、概述

出生体重低于同胎龄体重第 10 百分位数的新生儿称为小于孕龄儿（SGA）。胎儿生长受限（FGR）指胎儿应有的生长潜力受损，估测的胎儿体重小于同孕龄第 10 百分位的 SGA。低出生体重儿指足月胎儿出生时的体重小于 2500g。

二、病因

孕妇因素	营养、系统性疾病、年龄、吸烟、酗酒、药物等
胎儿因素	遗传性、染色体疾病、细菌病毒感染、双胎
胎盘和脐带因素	胎盘各种病变 脐带过长、过细、扭转、打结等

三、分类及临床表现

不足 17 周时细胞数量增加为主、超过 32 周时细胞体积增大为主、17~32 周兼有。

内因性匀称型	染色体异常、感染	体重、身长、头径相称但与孕周不符，新生儿发育不全、矮小，半数有先天畸形
外因性不匀称型	胎盘功能低下	身长、头径与孕周相符，体重偏低，大头、外观营养不良
外因性匀称型	上述两者的混合型	缺乏叶酸、氨基酸等重要物质

四、诊断

1. 临床指标 子宫底高度连续 3 周测量均在第 10 百分位数以下者，为筛选 FGR 指标，预测准确率达 13% ~ 86%。妊娠 26 周后测量值低于对应标准 3cm 以上，应疑诊 FGR；宫高低于对应标准 4cm 以上，应高度怀疑 FGR。

2. B 超 可测量顶臀径（CRL）、双顶径、股骨长度、腹围。

3. 多普勒 检测子宫胎盘血管异常。

五、治疗

胎儿健康状况监测	FGR 一经诊断即应开始严密监测，应用超声多普勒血流、羊水量、胎心监护、生物物理评分和胎儿生长监测方法
产科处理	FGR 出现单次胎儿多普勒血流异常不宜立即终止妊娠，应严密随访。若出现脐动脉舒张末期血流消失，可期待至≥34 周终止妊娠；出现脐动脉舒张末期血流倒置，则考虑期待至≥32 周终止妊娠 若 32 周前出现脐动脉舒张末期血流缺失或倒置，合并静脉导管血流异常，综合考虑孕周新生儿重症监护水平，完成促胎肺成熟后，可考虑终止妊娠。孕周未达 32 周者，应使用硫酸镁保护胎儿神经系统；孕周未达 35 周者，应促胎肺成熟后再终止妊娠，如果新生儿重症监护技术水平不足，应鼓励宫内转运

第三节 巨 大 胎 儿

概述	任何孕周胎儿体重超过 4000g 者。手术产率和死亡率较正常胎儿明显增加，产力、产道、胎位都正常时，常因胎儿过大导致头盆不称而发生分娩困难（肩难产）

高危因素	1. 营养因素：糖尿病、营养过剩、孕妇肥胖 2. 妊娠情况：过期妊娠、经产妇、父母身材高大等
影响	1. 母体：头盆不称发生率明显增加，经阴道分娩主要危险是肩难产 2. 胎儿：手术助产可出现颅内出血、锁骨骨折、臂丛神经损伤等
治疗	1. 剖宫产：糖尿病患者 >4000g 2. 阴道分娩：胎儿体重非糖尿病患者 >4000g 3. 预防新生儿低血糖，产后 1~2 小时喂糖奶水、及早开奶

第四节 胎儿窘迫

一、概述

胎儿在子宫内急性或慢性缺氧威胁其生命和健康称为胎儿窘迫。急性多发生于分娩期，慢性多发生于妊娠后期并在分娩时加重。

二、病因

胎儿急性缺氧	1. 前置胎盘、胎盘早剥 2. 脐带异常：脐带脱垂、受压、扭转、打结 3. 缩宫素使用不当 4. 麻醉剂及镇静剂过量 5. 母体严重血液循环障碍
胎儿慢性缺氧	1. 母体血液含氧量不足：先心病、肺部感染等 2. 胎盘血供不足：妊娠期高血压疾病、高血压、慢性肾炎、糖尿病 3. 胎儿严重的心血管病、呼吸系统疾病等

三、病理生理

胎儿缺血缺氧时，电子胎心监护出现的基线变异减少或消失、反复晚期减速。

如果缺氧持续，发展为代谢性酸中毒。乳酸堆积并出现胎儿重要器官尤其是脑和心肌的进行性损害，如不及时给予干预，则可能造成严重及永久性损害，如缺血缺氧性脑病甚至胎死宫内。

重度缺氧可致胎儿呼吸运动加深，羊水吸入，出生后可出现新生儿吸入性肺炎。

妊娠期慢性缺氧导致胎儿生长受限，羊水减少。脐带因素的胎儿缺氧常表现为胎心突然下降或出现反复重度变异减速，可出现呼吸性酸中毒，如不解除诱因则可发展为混合性酸中毒，造成胎儿损害。

四、临床表现

急性胎儿窘迫	1. 胎心率异常：产时胎心率变化是急性胎儿窘迫的重要征象，< 110 次/分提示胎儿缺氧严重 2. 胎动异常：初期胎动频繁，继而减少，最后消失 3. 羊水粪染：Ⅰ度浅绿色。Ⅱ度黄绿色、浑浊。Ⅲ度棕黄色、黏稠
慢性胎儿窘迫	1. 胎心异常：NST 无反应型 = 异常，提示胎儿缺氧可能 2. 胎动异常：<10 次/2 小时或减少 50% 提示胎儿缺氧可能 3. 多普勒超声：S/D 比值升高提示胎儿缺氧可能 4. 生物物理评分：≤4 分缺氧、5 ~ 6 分可疑缺氧

五、处理方法

急性胎儿窘迫	1. 寻找并去除病因、吸氧 2. 尽快终止妊娠：阴道分娩（宫口开全双顶径超过坐骨棘水平）、剖宫产（宫口未开全或预计短期内无法阴道分娩）
慢性胎儿窘迫	1. 妊娠近足月、生物物理评分≤4：剖宫产 2. 期待疗法：胎龄小的胎儿随时可能死亡、新生儿预后差，延长孕周+促肺成熟

第五节 死 胎

概述	妊娠20周后胎儿在宫内死亡者称为死胎，胎儿在分娩过程中死亡称为死产，也是死胎的一种
病因	1. 母体因素：妊娠合并慢性肾炎、慢性高血压、妊娠期高血压疾病、贫血、心衰、肺心病、产前出血性疾病 2. 胎儿因素：畸形、心血管功能障碍 3. 胎盘及脐带因素：前置胎盘、胎盘早剥、血管前置、急性绒毛膜羊膜炎、脐带帆状附着、脐带脱垂、脐带缠绕、脐带打结
临床表现	1. 自觉胎动减少、子宫停止增大，时间越久越易引起母体凝血功能异常 2. 宫高与停经周数不符，无胎动、胎心 3. B超可见胎心消失
处理	1. 死胎一经确诊，应尽早引产，引产方法包括羊膜腔内注射依沙吖啶、米索前列醇 2. 胎儿死亡超过4周者，应常规检查凝血功能，若纤维蛋白原<1.5g/L，PLT<100×10^9/L应先使用肝素，然后引产，备血

第六节　多胎妊娠

一、概述

一次妊娠宫腔内同时有 2 个或更多胎儿称为多胎妊娠。

双胎分类

双卵双胎（70%）	1. 两个卵分别受精形成的双胎，两个胎儿基因不同，性别、血型、容貌大多不同，两者血液循环不相通 2. 有自己独立的胎盘与胎囊，胎囊之间有两层绒毛膜、两层羊膜。若胎盘融合则胎囊之间有一层绒毛膜、两层羊膜
单卵双胎（30%）	1. 由一个受精卵分裂而成双胎，2 个胎儿基因完全相同，性别、血型、容貌相同。大多数大小、体重近似 2. 2 个羊膜腔，间隔 2 层羊膜、2 层绒毛膜，受精后 3 天分裂 3. 2 个羊膜腔，间隔 2 层羊膜、1 层绒毛膜，4~8 天内分裂 4. 1 个羊膜腔，9~13 天分裂 5. 联体双胎，13 天后分裂

二、临床表现

（1）双胎家族史或使用促排卵药、辅助生殖等。

（2）早孕反应明显、腹部增大明显、体重增加明显。

（3）下肢水肿、静脉曲张等压迫症状出现早且明显，妊娠晚期常有呼吸困难、活动不便。

三、并发症

母体	1. 全身：妊娠期高血压疾病、肝内胆汁淤积、贫血 2. 局部：羊水过多、胎膜早破、胎盘早剥、流产及早产、脐带脱垂、宫缩乏力、产前及产后出血、胎儿畸形、胎头交锁及胎头碰撞
单绒毛膜性双胎特有	1. 选择性胎儿生长受限 2. 双胎输血综合征 TTTS：胎盘间存在动静脉吻合支，供血者贫血、发育不良、肾小球滤过率低导致羊水减少、死亡，受血者血压升高、心衰、体重增加、羊水过多。体重相差≥20%、Hb相差＞50g/L 3. 一胎无心畸形 4. 贫血多血质序列征
单绒毛膜单羊膜囊双胎	极高危，因脐带缠绕和打结而发生宫内意外可能性较大

四、处理

妊娠期	1. 补充充足营养 2. 防止早产：多休息少活动，产兆发生在34周前者应给予宫缩抑制剂。 3. B超随诊：发现畸形立即终止妊娠，发现TTTS可用激光凝固胎盘表面的吻合血管
分娩时机	对于无并发症及合并症的双绒毛膜性双胎可期待至孕38周时再考虑分娩，最晚不应超过39周 无并发症及合并症的单绒毛膜双羊膜囊双胎可以在严密监测下至妊娠35～37周分娩 单绒毛膜单羊膜囊双胎的分娩孕周为32～34周

续表

分娩期	1. 第一胎娩出后胎盘侧的脐带要扎紧，防止第二胎失血 2. 助手在腹部固定第二胎为纵产式 3. 若无异常，等待自然分娩，通常在20分钟左右第二个胎儿娩出，若等待15分钟仍无宫缩，可行人工破膜并静脉滴注低浓度缩宫素，促进子宫收缩。无论阴道分娩还是剖宫产，均需积极防治产后出血

小结速览

```
                    ┌ 无脑儿——一旦确诊尽早引产
                    │
                    │ 脊柱裂——隐性无须治疗，显性手术治疗
              出生缺陷┤ 脑积水——确诊后立即引产、穿颅后
                    │            经阴道分娩
                    │
                    └ 单心房单心室——建议终止妊娠

胎儿异常
  与                 ┌ 估测的胎儿体重小于同孕龄第10
多胎妊娠              │      百分位的SGA
              胎儿生长受限┤ 内因性匀称型
                    │ 外因性不匀称型
                    └ 外因性匀称型

                    ┌ 任何孕周胎儿体重超过4000g者
                    │
              巨大   │ 剖宫产——糖尿病患者>4000g
              胎儿   ┤ 阴道分娩——胎儿体重非糖尿病患者>4000g
                    │ 预防新生儿低血糖，产后1~2小时喂糖奶水、
                    └      及早开奶
```

$$
\text{胎儿异常与多胎妊娠}
\begin{cases}
\text{胎儿窘迫}
\begin{cases}
\text{急性胎儿窘迫}
\begin{cases}
\text{胎心率<110 次/分提示胎儿缺氧严重} \\
\text{胎动异常} \\
\text{羊水粪染}
\end{cases} \\
\text{慢性胎儿窘迫}
\begin{cases}
\text{NST 无反应型} \\
\text{胎动<10 次/2 小时或减少 50\%提示胎儿缺氧可能} \\
\text{生物物理评分≤4 分缺氧、5~6 分可凝缺氧} \\
\text{S/D 比值升高提示胎儿缺氧可能}
\end{cases}
\end{cases} \\
\text{死胎}
\begin{cases}
\text{妊娠 20 周后胎儿在宫内死亡者} \\
\text{死胎一经确诊，尽早引产} \\
\text{超过 4 周，常规检查凝血功能}
\end{cases} \\
\text{多胎妊娠}
\begin{cases}
\text{一次妊娠宫腔内同时有 2 个或更多胎儿} \\
\text{双卵双胎 70\%} \\
\text{单卵双胎 30\%}
\end{cases}
\end{cases}
$$

第十章　胎儿附属物异常

● **重点**　前置胎盘，胎盘早剥，胎膜早破，羊水量异常，脐带异常
○ **难点**　前置胎盘，胎盘早剥
★ **考点**　前置胎盘，胎盘早剥

第一节　前置胎盘

一、概述

妊娠28周后胎盘附着于子宫下段（边缘性），达到宫颈内口（部分性）或盖住宫颈内口（完全性），位置低于先露部位。

二、病因

子宫内膜损伤	多次刮宫、多次分娩、产褥感染、子宫瘢痕，为获得足够血供，胎盘面积扩大而向下延伸
胎盘异常	多胎妊娠时胎盘较大、副胎盘
受精卵滋养层发育迟缓	着床于子宫下段
辅助生殖技术	促排卵药物

三、分类

完全性	胎盘完全覆盖宫颈内口
部分性	胎盘部分覆盖宫颈内口
边缘性	胎盘附着于子宫下段
低置胎盘	胎盘附着于子宫下段，边缘距宫颈口<2cm
随产程进展、宫颈管消失、宫口扩张，分类可随时改变	

四、临床表现

出血	典型症状是妊娠晚期或临产时，发生无诱因、无痛性反复阴道流血。患者一般情况与出血量有关，大量出血呈现面色苍白、脉搏增快微弱、血压下降等休克表现
胎位异常	胎头高浮、臀先露
腹部体征	耻骨联合上方可闻及胎盘血管杂音
妇科体检	若超声检查不确定胎盘位置可行阴道检查。禁用肛查
超声	有助于确定前置胎盘类型，阴道超声准确性高于腹部超声

五、鉴别诊断

前置胎盘应与胎盘早剥、胎盘边缘血窦破裂、脐带帆状附着、前置血管破裂、宫颈病变等产前出血相鉴别。

六、影响

母体	产时和产后出血较多，胎盘植入子宫下段导致产后大出血、贫血、产褥感染（剥离面靠近宫颈口）
胎儿	缺氧、宫内窘迫、早产

七、治疗

抑制宫缩、止血、纠正贫血、预防感染，<u>最终需要剖宫产</u>。

期待疗法	1. 出血不严重孕妇生命体征平稳 + 妊娠 < 36 周、胎儿一般情况良好时应当尽量延长孕周，提高围生儿的生存率 2. 促肺成熟、纠正贫血、止血、预防感染
终止妊娠指征	1. 出血量大甚至休克，为挽救孕妇生命，无需考虑胎儿情况，应立即终止妊娠 2. 出现胎儿窘迫等产科指征时，胎儿已可存活，可行急诊手术 3. 临产后诊断的前置胎盘，出血量较多，估计短时间内不能分娩者，也应终止妊娠 4. 无临床症状的前置胎盘根据类型决定分娩时机：合并胎盘植入者可于妊娠 36 周及以上择期终止妊娠；完全性前置胎盘可于妊娠 37 周及以上择期终止妊娠；边缘性前置胎盘可于 38 周及以上择期终止妊娠；部分性前置胎盘应根据胎盘遮盖宫颈内口情况适时终止
术后止血	1. 子宫肌层内注射缩宫素或麦角新碱促进宫缩 2. 局部缝合开放血窦、单用或联合使用子宫压迫缝合术、宫腔纱条填塞术、子宫动脉或髂内动脉结扎术、子宫动脉栓塞术等多种方法止血。若各项措施均无效，实施子宫全切除

第二节　胎盘早剥

一、概述

妊娠 20 周后，正常位置的胎盘在胎儿娩出前，部分或全部从附着部位的子宫壁剥离。

二、病因

血管病变	妊高征、慢性肾炎、高血压导致血管痉挛和硬化，累及螺旋小动脉，导致蜕膜毛细血管缺血坏死，从而发生剥离
机械因素	腹部外伤、宫腔内压力骤降、脐带过短、子宫突然收缩
宫腔内压力骤减	未足月胎膜早破；双胎妊娠分娩时，第一胎儿娩出过快；羊水过多时，人工破膜后羊水流出过快，宫腔内压力骤减，子宫骤然收缩，胎盘与子宫壁发生错位而剥离
其他因素	高龄多产、有胎盘早剥史的孕妇再发胎盘早剥的风险明显增高。吸烟、吸毒、绒毛膜羊膜炎、接受辅助生殖技术助孕、有血栓形成倾向等

三、病理

底蜕膜出血	血肿形成——剥离
显性剥离	胎盘后血肿较大，冲开胎盘边缘及胎膜，血液经宫颈管流出

续表

隐性剥离	血液积聚在胎盘和子宫壁之间导致宫底上升，无阴道流血
混合性剥离	隐性剥离血肿压力足够大时，血液冲开胎盘边缘流出
子宫胎盘卒中	血肿压力大，导致血液浸入子宫肌层，肌纤维断裂、变性，子宫表面可见蓝紫色瘀斑，卒中后导致宫缩乏力，出血增多
蜕膜大量释放凝血活酶进入血循环，可导致弥散性血管内凝血发生	

四、临床表现

（1）阴道流血（陈旧不凝血）、腹痛，可伴有子宫张力增高和子宫压痛，以胎盘剥离处最明显。

（2）出血量与疼痛程度、胎盘剥离程度不一定符合。

（3）早期胎心率异常。

（4）严重时子宫呈板状，休克。

0 级	分娩后回顾性产后诊断
Ⅰ 级	外出血，子宫软，无胎儿窘迫
Ⅱ 级	胎儿宫内窘迫或胎死宫内
Ⅲ 级	产妇出现休克症状，伴或不伴弥散性血管内凝血

五、辅助检查

胎盘后血肿表现为胎盘和子宫壁间边缘不清的液性暗区，胎盘异常增厚或胎盘边缘"圆形"裂开。B超阴性不能完全排除胎盘早剥，尤其胎盘附着于子宫后壁时。

六、鉴别诊断

前置胎盘、先兆子宫破裂。

七、并发症

胎儿宫内死亡、失血性休克、弥散性血管内凝血、羊水栓塞、急性肾衰竭。

八、治疗

纠正休克	积极补充血容量是抢救成功的关键
纠正凝血功能	迅速终止妊娠，补充血容量和凝血因子、同等比例的红细胞悬液、血浆和血小板
防止肾衰竭	尿量 < 30ml/h 和无尿时补充血容量，尿量 < 17ml/h 呋塞米静注，尿毒症时透析
终止妊娠	一旦确诊Ⅱ、Ⅲ级应立即终止妊娠 1. 阴道分娩：0～Ⅰ级患者、一般状况好、短时间可分娩 2. 剖宫产：Ⅰ级出现胎儿窘迫、Ⅱ级不能在短时间分娩、Ⅲ级产妇病情恶化、胎儿已死、破膜后无进展、产妇病危及生命

第三节　胎膜早破

一、概述

胎膜破裂发生于临产前。37 周后为足月胎膜早破、37 周前为足月前胎膜早破。孕周越小、围生儿预后越差。

二、病因

生殖道感染	生殖道病原菌上行性感染
羊膜腔压力高	双胎妊娠、羊水过多
胎膜压力不均	胎位异常、头盆不称使前羊水囊压力不均
创伤	羊膜腔穿刺不当、腹部撞击
营养因素	孕妇缺铜、锌及维生素

三、临床表现

阴道流液（有时含有胎脂或粪染），上推胎先露后有液体流出。

四、诊断

胎膜早破	1. 窥具直接看到宫颈流液，可含有胎脂样物质 2. 阴道 pH≥6.5（羊水呈碱性，正常阴道液 4.5~6.0） 3. 阴道流液涂片检查 羊水有羊齿样结晶
绒毛膜羊膜炎	母体体温≥38℃，阴道分泌物有异味，胎心/母体心率增快，母体外周血白细胞计数≥15×10⁹/L，子宫激惹状态

五、影响

母体	宫内感染增加，胎盘早剥、剖宫产率增加
胎儿	早产、感染、脐带脱垂和受压、胎肺发育不良、胎儿受压

六、处理

足月胎膜早破	1. 无明确剖宫产指征,破膜 2～12 小时引产 2. 破膜 12 小时后口服抗生素 3. 有明确剖宫产指征时行剖宫产	
足月前胎膜早破	期待疗法	妊娠 24～27^{+6} 周、妊娠 28～33^{+6} 无继续妊娠禁忌 1. 抗生素:B 族链球菌阳性首选青霉素 2. 促肺成熟:地塞米松 3. 抑制宫缩:妊娠 < 34 周宫缩抑制剂 48 小时
	终止妊娠	无明确剖宫产指征应阴道试产、分娩时不必常规会阴切开

第四节 羊水量异常

一、羊水过多

概述	妊娠期间羊水量 >2000ml,数周内形成者为慢性羊水过多,几天内羊水迅速增加者为急性羊水过多
病因	1. 特发性:1/3 2. 胎儿疾病:神经管缺陷、消化道畸形、染色体异常 3. 多胎妊娠:双胎输血综合征 TTTS,受血儿高血容量、多尿发生羊水过多 4. 妊娠并发症:妊娠期糖尿病(渗透性利尿)、胎儿水肿(母儿血型不合)

临床表现	急性羊水过多	1. 多发生在妊娠20~24周。数日内子宫体积急剧增大，腹胀、腰酸、呼吸困难（腹腔脏器向上推移、横膈上举）、皮肤张力大疼痛、皮肤薄见皮下静脉。压迫症状明显（尿少、下肢水肿） 2. 子宫大于孕周、张力高、胎位不清、胎心遥远
	慢性羊水过多	1. 常发生在妊娠晚期。压迫症状较轻、孕妇大多无感觉 2. 子宫大于孕周、腹部张力大、胎位不清、胎心遥远、有震颤感
辅助检查		B超：羊水指数≥25cm、最大羊水暗区深度≥8cm
		染色体检查、血糖、血型
影响		1. 母体：血压升高，子宫肌纤维拉长导致宫缩乏力、产后出血，易发生胎膜早破、胎盘早剥、早产 2. 胎儿：围生儿病死率明显增高
治疗	合并胎儿畸形	严重者及时终止妊娠，非严重者评估外科救治
	合并正常胎儿	1. 无明显症状者观察 2. 吲哚美辛导致动脉导管提前关闭，不宜长时间使用 3. 妊娠≥34周者胎肺成熟终止妊娠，胎肺不成熟地塞米松促成熟后终止妊娠 4. 胎儿娩出后用宫缩剂预防产后出血

二、羊水过少

概述	妊娠晚期羊水<u>＜300ml</u>者	
病因	1. 产生减少：胎儿泌尿系畸形，胎盘功能不良（胎儿缺氧后血流重新分配，肾血流不足） 2. 漏出过多：胎膜早破、妊娠期高血压疾病、孕妇脱水	
临床表现	1. 宫高腹围较小、有子宫包裹胎儿感 2. 前羊水囊不明显，胎膜和先露部位紧贴，破膜后发现羊水少	
辅助检查	1. B超：羊水指数<u>≤5cm</u>、最大羊水池深度<u>≤2cm</u> 2. NST无反应型 3. 染色体检查	
影响	导致胎儿缺氧（胎盘功能不良导致缺氧和羊水少，羊水少可能导致脐带受压加重了缺氧），畸形	
治疗	终止妊娠	胎儿畸形、胎盘功能低下、胎儿窘迫、妊娠已足月胎儿可存活者
	期待治疗	妊娠未足月，胎肺不成熟者

第五节 脐带异常

脐带先露和脐带脱垂	1. 胎膜未破时脐带位于胎先露部前方或一侧为脐带先露，胎膜破裂后脐带脱出于宫颈口外，降至阴道甚至外阴称为脐带脱垂。常发生于先露不能衔接时 2. 脐带受压可出现胎心异常，循环受阻超过7～8分钟可胎死宫内。阴道检查可在先露前方扪及脐带，B超可确诊 3. 脐带先露：胎心良好阴道分娩。初产妇、足先露肩先露剖宫产 4. 脐带脱垂：宫口开全，胎头入盆产钳助产，臀先露引产；宫颈未开全：产妇头低臀高位缓解脐带受压，尽快剖宫产

脐带 缠绕	1. 脐带围绕胎儿颈部、四肢或躯干者称为脐带缠绕，90%为脐带绕颈，多1周 2. 先露部位下降缓慢、产程延长，胎儿宫内窘迫、频繁变异减速、多普勒可见颈部血流信号、B超可见颈部皮肤明显压迹（U形、W形、锯齿形） 3. 胎心异常经吸氧、改变体位无改善时应及时终止妊娠	
脐带 长度 异常	脐带 过短	脐带<30cm。进入产程后先露部位下降，脐带被拉紧导致胎儿血循环受阻，可出现胎儿窘迫和胎盘早剥。此时应头低脚高位+吸氧，胎心无改善者尽快行剖宫产
	脐带 过长	脐带>100cm，可能导致绕颈、绕体、打结、脱垂、受压
脐带 打结	真结一旦拉紧可影响胎儿血液循环，可致胎死宫内	
脐带 扭转	生理性扭转可到6~11周，过度扭转后脐带在近脐轮处变细，有时伴有脐血管血栓形成，导致胎儿宫内缺氧、胎死宫内	
脐带 附着 异常	1. 球拍样胎盘：脐带附着在胎盘边缘 2. 帆状胎盘：脐带附着在胎膜上，血管如同船帆的缆绳通过羊膜和绒毛膜之间进入胎盘，常伴有单脐动脉，宫内发育迟缓发生率高。如果胎膜上的血管经过宫颈内口位于先露部位之前为前置血管，阴道检查可扪及搏动的血管	
脐血管 数目 异常	1. 正常者2条动脉+1条静脉 2. 单动脉无其他结构异常，新生儿预后良好	

小结速览

胎儿附属物 {
前置胎盘 {
完全性
部分性
边缘性
低置胎盘
}

胎盘早剥

胎膜早破 {
足月胎膜早破
足月前胎膜早破
}

羊水量异常 {
羊水过多：妊娠期间羊水量 >2000ml
羊水过少：妊娠晚期羊水 <300ml
}

脐带异常 {
脐带先露和脐带脱垂
脐带缠绕
脐带长度异常
脐带打结
脐带扭转
脐带附着异常
脐血管数目异常
}
}

第十一章　正 常 分 娩

- ● **重点**　决定分娩的因素，先兆临产，临产与产程
- ○ **难点**　枕先露的分娩机制
- ★ **考点**　决定分娩的因素，临产与产程

第一节　决定分娩的因素

产力	子宫收缩力	是产力的主要组成部分，贯穿整个产程，这种作用能使宫颈管缩短至消失，宫口开大，胎先露下降至胎儿胎盘娩出 1. 节律性：①子宫节律性收缩是临产的重要标志；②宫缩时胎盘及血管受压，子宫血流量减少，间歇期，血流量又恢复到原来水平，对胎儿血流灌注有利 2. 对称性和极性：节律性宫缩自两侧子宫角部开始，迅速向子宫底中线集中，左右对称。约15秒协调整个子宫，子宫底部最强，是子宫下段的两倍，向下逐渐减弱 3. 缩复作用：宫缩时子宫体部肌纤维缩短变宽，间歇时虽松弛，但比原来缩短，称为缩复作用。经过这样节律性对称性收缩及缩复作用，肌纤维逐渐变短，<u>宫腔变小，迫使胎儿向下移动娩出</u>

产力	腹压	1. 是第二产程的重要辅助力，宫口开全后，胎头压迫盆底组织及直肠反射性地引起排便感，屏气向下用力，此时腹肌及膈肌强有力的收缩，使腹内压增高，促使胎儿娩出 2. 腹压用于第三产程促使胎盘娩出
	肛提肌收缩力	宫口开全后协助胎先露部在骨盆腔行内旋转的作用
产道	骨产道	骨产道指真骨盆，是产道的重要部分 1. 骨盆入口平面 ①横椭圆形，前为耻骨联合，两侧为髂耻缘，后为骶岬 ②入口前后径（真结合径）：于耻骨联合上缘中点至骶岬前缘正中间的距离，平均11cm ③入口横径：两侧髂耻缘间最大距离，平均13cm ④入口斜径：左骶髂关节至右髂耻隆突间的距离为左斜径，右骶髂关节至左髂耻隆突间的距离为右斜径，平均12.75cm 2. 中骨盆平面 ①骨盆最小平面：纵椭圆形。前为耻骨联合下缘，两侧为坐骨棘，后为骶骨下端 ②中骨盆前后径：耻骨联合下缘中点通过坐骨棘连线中点至骶骨下端间的距离，平均11.5cm ③中骨盆横径：坐骨棘间径距离，长短与胎先露内旋关系密切，平均10cm 3. 骨盆出口平面 ①由两个在不同平面的三角形组成 ②出口横径：坐骨结节间径，是胎先露通过骨盆出口的重要径线。平均9cm ③出口后矢状径：骶尾关节至坐骨结节间径中点间的距离，平均8.5cm ④出口前矢状径：耻骨联合下缘中点到坐骨结节间径中点的距离，平均6cm

产道	骨产道	⑤出口前后径：耻骨联合下缘至骶尾关节间距，平均 11.5cm ⑥出口横径 + 后矢状径 > 15cm，中等大小的胎儿可通过后三角经阴道分娩
	软产道	子宫下段、宫颈、阴道及骨盆软组织构成的管道 1. 子宫下段的形成：是未妊娠的子宫峡部（1cm）逐渐拉长，形成下段（7~10cm）。由于对称性及缩复作用，宫底比下段厚，造成上下段肌壁厚薄不同，形成生理收缩环 2. 宫颈的变化 ①初产妇宫颈管先消失宫口后扩张，经产妇同时进行 ②胎头衔接、前羊水囊、胎头压迫宫颈，宫口开全胎儿娩出 3. 会阴阴道和盆底软组织的变化 ①阴道撑开、阴道皱襞拉开 ②胎先露压迫盆底，肛提肌向下及向两侧扩展，肌纤维拉长，会阴体变薄从 5cm 厚变成 2~4mm，利于做侧切减少出血
胎儿	胎儿大小	1. 如果胎儿过大胎头径线过长，可造成头盆不称难产 2. 双顶径：两顶骨隆凸间的距离，9.3cm 3. 枕额径：鼻根到枕骨隆突的距离，以此衔接，11.3cm 4. 枕颏径：颏骨下方到后囟顶部的距离，13.3cm 5. 枕下前囟径：前囟中央到枕骨隆凸下方的距离，9.5cm
	胎位	1. 纵产势：胎体纵轴与骨盆轴一致，头位比臀位易娩出，因胎头是胎儿最大的部分，在产道可塑形，颅骨可重叠，使胎头变小，利于胎儿娩出。胎臀先通过产道，比头径小，当阴道未充分扩张时胎头无塑形机会，有时堵臀时间短，造成胎头娩出困难 2. 横位：是胎体纵轴与骨盆轴垂直，足月活胎不能通过产道，对母儿危险较大

续表

胎儿	胎儿畸形	由于发育异常，如脑积水、联体双胎等，胎头或胎体过大，通过产道发生困难
社会心理因素		

第二节　枕先露的分娩机制

胎儿先露部随骨盆各平面的不同形态，被动地进行一系列适应性转动，以其最小径线通过产道的全部过程为分娩机制，枕先露以枕左前位最多见。

衔接	颅骨的最低点接近或到达坐骨棘水平称为衔接，多以枕额径衔接，由于枕额径大于骨盆入口前后径，矢状缝多在骨盆入口右斜径上
下降	1. 胎头沿骨盆轴前进的动作，贯穿分娩的始终，伴随着其他过程 2. 动力：羊水的压力、宫缩时宫底胎臀压力、腹肌收缩力、胎体伸直伸长
俯屈	胎头继续下降碰到宫颈，使枕额径变为枕下前囟径，有利于胎头继续下降
内旋转	胎头为适应骨盆纵轴而旋转，使矢状缝与中骨盆及出口前后径一致为完成分娩，第一产程完成内旋转
仰伸	当胎头完成内旋转后，到达阴道口，肛提肌收缩使胎头下降，盆底和耻骨联合的阻力，共同作用使胎头沿骨盆轴下段向下向前的方向转向上，使外阴张开，引起仰伸
复位及外旋转	1. 胎头分娩后左转45°——复位 2. 胎儿双肩转成与骨盆出口前后径一致的方向，抬头又向左转45°——外旋转
胎儿娩出	外旋转后，双肩先后娩出，胎体与下肢娩出

第三节 先兆临产、临产与产程

一、先兆临产

不规律宫缩	特点：① 宫缩频率不一致，持续时间短、间歇时间长且无规律；② 宫缩强度未逐渐增强；③ 常在夜间出现而于清晨消失；④ 不伴有宫颈管短缩、宫口扩张等；⑤ 给予镇静剂能将其抑制
见红	分娩发动前24~48小时，胎膜与成熟的宫颈处的子宫壁分离，毛细血管破裂出血与宫颈黏液的混合物——可靠的征象
胎儿下降感	宫底下降，上腹部舒适
临产诊断	规律宫缩（宫缩强度逐渐加强、间隔缩短、间隔5~6分钟、持续30秒以上、用镇静剂宫缩不停止）伴宫颈管消失、宫口扩张和胎先露下降

二、正常产程

第1产程	1. 规律的宫缩到宫口开全 2. 潜伏期：初产妇不超过20小时，经产妇不超过14小时 3. 活跃期：4~5cm到宫口开全10cm
第2产程	宫口开全到胎儿娩出，未实施硬膜外麻醉者，初产妇不超过3小时，经产妇不超过2小时；实施麻醉者，可在此基础上延长1个小时
第3产程	胎儿娩出到胎盘娩出，需5~15分钟，≤30分钟

第四节　产程处理与分娩

第一产程	1. 少量多次摄入高热量易消化的食物，保证水分充足 2. 每4小时肛检一次，必要时阴道检查 3. 记录破膜时间，<u>破膜12小时尚未分娩者抗生素预防感染</u> 4. 鼓励产妇每2~4小时排尿一次	
第二产程	密切监测胎心、宫缩；每隔1小时阴道检查；指导产妇用力 接产：协助胎头俯屈，保护会阴。会阴过紧或胎儿过大、估计分娩时会阴撕裂不可避免者，或母儿有病理情况急需结束分娩时行会阴切开术	
第三产程	胎盘剥离征象	宫体变硬呈球形；阴道口外露的脐带段自行延长；轻压子宫下段，宫体上升而外露的脐带不再回缩
	我国新生儿窒息标准	1. 5分钟Apgar评分≤7，仍未建立有效呼吸 2. 脐动脉血气pH < 7.15 3. 排除其他引起低Apgar评分的病因 4. 产前具有可能导致窒息的高危因素。 以上1~3为必要条件
	协助胎盘娩出	1. 胎头娩出时静脉注射催产素10~20U稀释于250~500ml生理盐水静脉滴注 2. 只有确定剥离完全后才能按压子宫，牵拉脐带
	检查胎盘	1. 检查羊膜、绒毛膜是否完整 2. 胎盘小叶是否完整 3. 胎膜上的血管有否断裂，及时发现副胎盘

第五节　分娩镇痛

理想的分娩镇痛对促进阴道分娩有重要作用。

1. 基本原则　①对产程影响小；②安全、对产妇及胎儿不良作用小；③药物起效快、作用可靠，给药方法简便；④有创镇痛由麻醉医师实施并全程监护。

2. 分娩镇痛种类

（1）全身阿片类压迫物麻醉　哌替啶、芬太尼等。

（2）椎管内麻醉镇痛　包括腰麻、硬膜外麻醉或腰 - 硬联合麻醉。实施硬膜外麻醉时，第二产程初产妇最长不应超过 4 小时，经产妇不应超过 3 小时。

小结速览

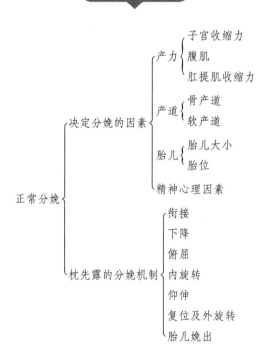

正常分娩 {
    先兆临产、临产与产程 {
        假临产
        见红
        胎儿下降感
        临产诊断
        第 1 产程
        第 2 产程
        第 3 产程
    }
    产程处理与分娩
    分娩镇痛
}

第十二章 异常分娩

> ● **重点** 产力异常，产程异常
> ○ **难点** 胎位异常，产道异常
> ★ **考点** 产力异常

第一节 产力异常

任何原因导致的子宫收缩的节律性、对称性、极性、缩复作用发生改变都称为产力异常。

一、分类

$$
\text{产力异常} \begin{cases} \text{宫缩乏力} \begin{cases} \text{协调性（低张性）} \begin{cases} \text{原发性} \\ \text{继发性} \end{cases} \\ \text{不协调性（高张性）} \end{cases} \\ \text{宫缩过强} \begin{cases} \text{宫缩过强} \\ \text{不协调性} \begin{cases} \text{子宫痉挛性狭窄环} \\ \text{强直性子宫收缩} \end{cases} \end{cases} \end{cases}
$$

二、宫缩乏力

病因	子宫肌源性因素	子宫畸形、肌纤维过度伸展、经产妇（原发）
	子宫缺乏刺激	头盆不称、胎位异常时胎儿先露部不能紧贴子宫下段和宫颈内口，不能刺激子宫收缩（继发）

续表

病因	内分泌失调	缩宫素、前列腺素合成不足，雌激素不足导致子宫对缩宫素敏感性降低
	精神源性因素	紧张、恐惧、待产时间长、过于疲劳等
	其他	大剂量使用镇静剂和宫缩抑制剂
临床表现及诊断	协调性宫缩乏力（低张性）	1. 节律性、对称性、极性均正常 2. 原发性：产程早期出现 3. 继发性：从活跃期开始乏力，多有胎位或骨盆异常，导致产程延长、停滞
	不协调性宫缩乏力（高张性）	1. 宫缩失去对称性、节律性，尤其是极性 2. 胎先露不下降、宫口不扩张，属于无效宫缩 3. 宫缩间期子宫壁不能完全松弛，可出现持续性腹痛
影响	产程	导致产程进展缓慢或停滞
	产妇	精神疲惫、乏力、排尿困难、尿潴留、尿瘘、粪瘘、产后出血
	胎儿	宫内窘迫、胎头和脐带受压机会增加，易发生新生儿产伤
协调性宫缩乏力的处理	第一产程	肌注哌替啶或吗啡 加强宫缩 1. 缩宫素静滴：使宫缩间歇 2~3 分钟、维持 40~60 秒、压力 50~60mmHg，发现血压升高应减慢滴速，一旦出现激惹性宫缩或宫缩 >1 分钟或胎心率明显减少应立即停用。明显的产道梗阻和瘢痕子宫不宜使用缩宫素 2. 人工破膜：宫口扩张 ≥3cm，无头盆不称，胎头已衔接
	第二产程	1. 头盆相称：缩宫素，争取阴道分娩 2. 胎头位置 ≤+2 水平以上，及时剖宫产
	第三产程	缩宫素在胎肩娩出后静注，防止出血

续表

不协调性宫缩乏力处理	1. 肌注哌替啶/吗啡：休息后可恢复子宫收缩的协调性，恢复之前不用缩宫素 2. 胎儿窘迫或头盆不称：剖宫产

三、宫缩过强

临床表现	协调性宫缩过强		1. 子宫收缩的节律性、极性、对称性都正常，但力量过强 2. 急产：总产程＜3小时 3. 若存在产道梗阻、瘢痕子宫可出现病理缩复环或子宫破裂
	不协调性宫缩过强	痉挛性狭窄环	子宫局部平滑肌呈痉挛性收缩形成环行狭窄不放松，产妇持续腹痛，宫颈扩张缓慢，胎先露下降停滞，第三产程导致胎盘嵌顿
		强直性子宫收缩	多见于缩宫素使用不当，产妇持续腹痛、腹部拒按，不易查清胎位胎心，合并产道梗阻可导致子宫破裂
影响	产程		急产、产程异常
	孕妇		易导致软产道裂伤、羊水栓塞、胎盘嵌顿增加产后出血
	胎儿		易发生胎儿窘迫和新生儿窒息
处理			1. 抑制宫缩：硫酸镁（静注）、哌替啶（肌注） 2. 宫缩恢复正常：等待阴道分娩或助产 3. 宫缩不缓解、胎儿窘迫、病理缩复环出现：立即剖宫

第二节 产道异常

一、骨产道异常

骨盆径线过短或形态异常，导致骨盆腔容积小于胎儿先露部能通过的限度，阻碍先露部下降，影响产程顺利进展，称为狭窄骨盆。

（一）分类

入口平面狭窄	扁平骨盆、入口平面前后径狭窄为主 1. 单纯扁平骨盆 2. 佝偻病性扁平骨盆
中骨盆平面狭窄	男性骨盆和类人猿型骨盆，坐骨棘间径和中骨盆后矢状径狭窄为主
骨盆出口平面狭窄	1. 常与中骨盆平面狭窄同时存在 2. 漏斗型骨盆：坐骨切迹 <2横指，耻骨弓角度 <90°，坐骨结节间径 + 出口后矢状径 < 15cm 3. 坐骨结节间径 + 后矢状径
均小骨盆	各平面径线比正常小2cm及以上，骨盆形态正常
畸形骨盆	包括跛行及脊柱侧凸所致的偏斜骨盆和骨盆骨折所致的畸形骨盆

（二）临床表现

入口平面狭窄	胎先露胎方位异常	臀先露、肩先露机率较大。胎头不入盆、胎头跨耻征阳性，产程早期胎头常呈不均倾位或仰伸位入盆

续表

入口平面狭窄	产程异常	相对头盆不称时潜伏期或活跃早期延长，一旦衔接产程进展顺利，绝对不称时常导致宫缩乏力和产程停滞
	容易发生脐带脱垂、胎膜早破	
中骨盆平面狭窄	胎方位异常	衔接后由于骨盆入口前窄后宽、中骨盆横径小，妨碍内旋转，导致持续性枕后位
	产程异常	第二产程延长或停滞
	胎头滞留产道过久	
出口平面狭窄	常与中骨盆狭窄同时存在，易导致继发性宫缩乏力和第二产程停滞，双顶径不能通过骨盆出口	

（三）影响

产程	入口狭窄易发生胎位异常；中骨盆狭窄导致活跃期和第二产程延长、胎头下降延缓或停滞；出口狭窄可导致第二产程延长、胎头下降停滞
产妇	入口狭窄导致异常胎先露增多、中骨盆狭窄常导致胎方位异常。继发性宫缩乏力、产后出血增加、尿瘘、粪瘘、子宫破裂、增加产褥感染
胎儿	脐带先露和脱垂较多，产伤增多

（四）处理

入口平面狭窄	1. 相对性入口狭窄：胎儿大小适中，产力、胎位、胎心正常时可以试产。宫口开3cm以上人工破膜加强宫缩。破膜后还不进展或胎儿窘迫，剖宫产
	2. 绝对性入口狭窄（胎头跨耻征阳性）：剖宫产

续表

中骨盆平面狭窄的处理	1. 宫口开全、双顶径超过坐骨棘水平：大多可以转到枕前位，阴道分娩或助产 2. 宫口开全 >1 小时、双顶径未过坐骨棘、窘迫：剖宫产
出口平面狭窄的处理	1. 坐骨结节间径 + 后矢状径 ≤15cm：剖宫产 2. 坐骨结节间径 + 后矢状径 >15cm：多数可阴道分娩
均小骨盆	胎儿过大、头盆不称、胎儿窘迫时，停止试产：剖宫产
畸形骨盆	畸形严重、明显头盆不称者，剖宫产

二、软产道异常

概述	软产道由子宫下段、宫颈、阴道、骨盆底的软组织组成
阴道异常	阴道纵隔、阴道横隔，阴道包块 临产后严密观察，适当放宽剖宫产手术指征
宫颈异常	宫颈粘连和瘢痕、宫颈坚韧、宫颈水肿、宫颈癌
子宫畸形	双子宫、双角子宫
瘢痕子宫	前次剖宫产为子宫下段横切口、再孕后阴道试产成功率高，若前次剖宫产为纵切口则不宜试产。前次剖宫产 >2 次者不宜试产。怀疑或诊断瘢痕子宫破裂时立即剖宫产
盆腔肿瘤	子宫肌瘤	不阻碍产道者不予处理，分娩后再切除。子宫下段和宫颈的肌瘤阻碍先露下降时需剖宫产
	卵巢肿瘤	剖宫产 + 卵巢肿瘤切除，易发生扭转、破裂

第三节 胎位异常

一、持续性枕后位、枕横位

概述		当胎头以枕后位或枕横位衔接，经充分试产胎头枕部仍位于母体骨盆后方或侧方，不能转向前方导致分娩发生困难者
临床表现		1. 胎头衔接晚，易导致继发性宫缩乏力 2. 枕部压迫直肠，孕妇出现排便感，过早使用腹肌收缩力，第二产程腹肌乏力，阴道口见到头发，经过多次宫缩和屏气不见胎头下降 3. 腹部前壁容易扪及胎儿肢体，肢体侧容易听到胎心 4. 矢状缝位于骨盆左斜径（前囟在骨盆右前、后囟在骨盆左后）。矢状缝与骨盆横径一致 5. B超可以确诊
分娩机制		无头盆不称的情况下，多数枕后位、枕横位在强有力的宫缩和肛提肌收缩力作用下向前旋转 $90° \sim 135°$，以枕前位娩出
影响	产程	导致第二产程胎头下降延缓、停滞，第二产程延长、滞产
	母体	继发性宫缩乏力
	胎儿	胎儿窘迫、新生儿窒息、产伤
处理	第一产程	1. 胎背对侧卧位，催产素提高收缩力，宫口开3cm 可人工破膜 2. 出现窘迫，行剖宫产
	第二产程	1. 第二产程延长时，若双顶径超过坐骨棘水平，手转胎头、胎头吸引器、产钳助产，使胎头转至枕前位分娩 2. 第二产程延长，双顶径没超过坐骨棘水平或 $S \leqslant +2$ 伴窘迫时只能剖宫产
	第三产程	做好抢救新生儿准备，胎盘娩出后宫缩剂，软产道裂伤者及时修补、抗生素

二、胎头高直位

概述	胎头矢状缝位于骨盆入口前后径上，枕部靠近耻骨联合为高直前位，枕部靠近骶部为高直后位
临床表现	1. 胎头不易衔接，活跃期停滞 2. 高直前位时不易扪及胎儿肢体 3. 高直后位时有时可在耻骨联合下触及胎儿下颏 4. 胎头嵌顿于骨盆入口，宫口难开全，维持在 3~5cm
处理	1. 高直前位可试产，失败后剖宫产 2. 高直后位立即剖宫产

三、前不均倾位

概述	枕横位入盆的胎头，前顶骨先入盆者，称为枕横位的前不均倾位
临床表现	1. 后顶骨入盆困难，胎头下降停滞、产程延长，膀胱受压于前顶骨和耻骨联合之间导致过早出现排尿困难、尿潴留 2. 耻骨联合上方可扪及胎头顶部，矢状缝在骨盆入口横径，向后靠近骶岬侧，盆腔后部空虚，宫颈前唇受压水肿
处理	一旦确诊马上剖宫产

四、面先露

（1）胎头以极度仰伸的姿势通过产道，以颜面为先露时称面先露，经常是额先露转变过来的，以颏部为指示点有 6 种方位。

（2）颏前位时无头盆不称、无胎儿窘迫可以试产。

（3）颏前位伴头盆不称、胎儿窘迫时剖宫产。

（4）颏后位时一律剖宫产。

五、臀先露

概述	臀先露以骶骨为指示点有 6 种方位
分类	1. 完全臀先露：胎儿双髋关节和双膝关节屈曲，臀和双足先露 2. 单臀先露：胎儿双髋关节屈曲双膝关节伸直，只有臀部先露 3. 不完全臀先露：一足或双足、一膝或双膝、一足一膝
临床表现	1. 胎动时孕妇季肋部胀痛感，继发宫缩乏力、产程延长，足先露时易发生胎膜早破和脐带脱垂 2. 宫底可扪及圆而硬、有浮球感的胎头，胎心在胎背侧响亮 3. 阴道检查可扪及胎臀的特征，触诊骶骨对确定胎位重要
影响	产程：影响宫颈扩张，容易发生活跃期延长和停滞 孕妇：继发宫缩乏力、产后出血、胎膜早破、脐带脱垂、产褥感染增多 胎儿：脐带受压导致缺氧和酸中毒、产伤增多
矫正方法	1. 妊娠 30 周前臀先露可自行转为头先露 2. 30 周后：膝胸卧位、胎背对侧卧位、艾灸 3. 36~37 周后：外转胎位术在可急诊剖宫产的情况下进行，可能诱发胎膜早破、胎盘早剥、早产
分娩方式	**阴道分娩** 1. 第一产程：尽可能防止胎膜早破，破膜后如有脐带脱垂、宫口未开全、胎心好，应立即剖宫产，为使宫颈充分扩张应充分堵臀 2. 第二产程：常规会阴侧后切，自然分娩者极少见、臀助产术最多（胎臀自然娩出到脐部后由接产者协助肩和头娩出）、臀牵引术（胎儿完全被拉出、损伤大一般禁用）。脐部娩出后应于 8 分钟内结束分娩，避免脐带受压，牵引胎头不能用力过猛 **剖宫产** 骨盆狭窄或软产道异常、>3500g、胎头仰伸、足先露、高龄初产、既往难产史和新生儿产伤史、胎儿窘迫、脐带脱垂＋宫口开全＋胎心好

六、肩先露

概述	胎体纵轴和母体纵轴垂直，胎体横卧于骨盆入口之上，先露部为肩。以肩胛骨为指示点分为肩左前、肩左后、肩右前、肩右后
临床表现	1. 子宫呈横椭圆形、长度低于孕周、宫体横径增宽，一侧可扪及胎头 2. 肛门检查很难摸清先露部位内容，握手法判断胎方位遵循前反后同原则：肩前位时握的是与胎方位相反的手，肩后位时握的是与胎方位相同的手
影响	1. 产程：宫颈不能开全，第二产程停滞 2. 母体：宫缩乏力、胎膜早破、嵌顿性肩先露时，如子宫收缩过强可形成病理性缩复环，有子宫破裂的危险，无论活胎死胎都无法经阴道娩出 3. 胎儿：脐带、上肢脱垂，需要手术助产
处理	1. 妊娠期发现应及时纠正异常的胎位（同臀先露） 2. 初产/经产足月活胎/先兆子宫破裂/子宫破裂：剖宫产 3. 双胎足月活胎：第二胎变成肩先露时立即行内转胎位术，以臀先露娩出

七、复合先露

（1）胎头或胎臀伴有上肢或下肢作为先露同时进入骨盆入口称为复合先露，胎头和手或前臂先露比较多见。

（2）脱出肢体对侧侧卧、还纳肢体后阴道分娩。

（3）以上都失败了则行剖宫产。

小结速览

异常分娩
- 产力异常
  - 官缩乏力
  - 官缩过强
- 产道异常
  - 骨产道异常
    - 入口平面狭窄
    - 中骨盆平面狭窄
    - 出口平面狭窄
  - 软产道异常
    - 阴道异常
    - 瘢痕子宫
    - 盆腔肿瘤
- 胎位异常
  - 持续性枕后位/枕横位
  - 胎头高直位
  - 前不均倾位
  - 面先露
  - 臀先露
  - 肩先露
  - 复合先露

第十三章　分娩并发症

● **重点**　*产后出血，羊水栓塞，子宫破裂*
○ **难点**　*子宫破裂*
★ **考点**　*产后出血，羊水栓塞*

第一节　产后出血

产后出血是指产后24小时内阴道分娩者出血量≥500ml，剖宫产者≥1000ml。

一、病因

宫缩乏力	1. 药物因素：临产后过多使用镇静剂、麻醉剂或子宫收缩抑制剂 2. 全身因素：体质虚弱、精神紧张、高龄、肥胖或合并慢性全身性疾病等 3. 子宫因素：子宫过度膨胀、子宫病变、子宫肌壁受损 4. 产科因素：产程延长、产科并发症和合并症
胎盘因素	1. 胎盘滞留：胎盘多在胎儿娩出后15分钟内排出，如30分钟仍不排出将导致出血 2. 胎盘植入：胎盘绒毛植入子宫肌层，部分植入时血窦开放 3. 胎盘部分残留：部分胎盘小叶或副胎盘残留于宫腔内
软产道裂伤	常见原因为阴道手术助产、巨大儿分娩、急产、软产道静脉曲张等
凝血功能障碍	产科并发症、妊娠合并血液系统疾病

二、宫缩乏力

临床特点	宫底升高,子宫质软、轮廓不清,阴道流血多。按摩子宫及应用缩宫剂后,子宫变硬,阴道流血减少或停止,可确诊
处理	1. 按摩子宫:直到恢复正常收缩 2. 促进宫缩:催产素(宫体注射或静脉滴注),卡孕栓(前列腺素),麦角新碱(妊娠期高血压疾病、心肌病、高血压者慎用),米索前列醇口服 3. 宫腔纱布填塞:24 小时取出纱布,取出前先使用缩宫素 4. 经导管动脉栓塞术 5. 切除子宫 6. 子宫压缩缝合术 7. 结扎盆腔血管

三、胎盘因素

胎儿娩出后胎盘未娩出前阴道大量流血,考虑胎盘因素。胎盘部分剥离、嵌顿、胎盘部分粘连或植入、胎盘残留等是引起产后出血的常见原因。

1. 保守治疗　适应于孕产妇一般情况良好、无活动性出血、胎盘植入面积小、子宫收缩好、出血量少者。

2. 切除子宫　若有活动性出血、病情加重或恶化、穿透性胎盘植入时,应切除子宫。

四、软产道损伤

临床特点	1. 胎儿娩出后立即发生阴道流血,色鲜红,考虑软产道裂伤

续表

临床特点	2. 会阴裂伤：Ⅰ度——会阴皮肤和阴道入口黏膜破裂；Ⅱ度——累及会阴体肌层和阴道后壁黏膜；Ⅲ度——肛门外括约肌断裂；Ⅳ——指肛门、直肠和阴道完全贯通，直肠肠腔外露，组织损伤严重 3. 阴道裂伤 4. 宫颈裂伤：初产妇在3、9点处容易损伤
处理	1. 彻底止血并按照层次缝合 2. 宫颈裂伤 >1cm 或有活动性出血者应缝合

五、凝血功能障碍

胎儿或胎盘娩出后阴道持续流血，且血液不凝，考虑凝血功能障碍。尽快补充凝血因子，纠正休克。

第二节 羊水栓塞

分娩过程中羊水进入母体循环后引起的肺栓塞、休克、弥散性血管内凝血、肾衰竭等一系列病理改变；核心问题是过敏。

病因	1. 羊膜腔压力过高，羊水可能被挤入破损的微血管 2. 血窦开放 3. 胎膜破裂后
病理生理	1. 肺动脉高压：羊水中的有形成分直接造成肺小血管的机械性阻塞导致肺动脉高压、右心衰竭、左心前负荷降低、射血不足，导致休克症状 2. 过敏性休克：有形成分导致Ⅰ型变态反应 3. 弥散性血管内凝血：羊水中有形物质有促凝成分，也有纤溶激活物 4. 炎性损伤

续表

临床表现	1. 以骤然出现的低氧血症、低血压（血压与失血量不符合）和凝血功能障碍为特征，也称羊水栓塞三联征 2. 心肺功能衰竭和休克：突然发生寒战、呛咳、气急、烦躁、呼吸困难、发绀、心率快、抽搐、昏迷、血压降低，肺部可闻湿啰音 3. 凝血功能障碍：大量阴道出血、血液不凝固、切口和针眼大量渗血、皮肤黏膜出血，有时出现呕血、便血、血尿 4. 急性肾衰竭：少尿、无尿、尿毒症表现
处理	1. 呼吸道通畅：面罩吸氧、气管插管、气管切开 2. 降低肺动脉高压：罂粟碱＋阿托品，氨茶碱和酚妥拉明 3. 抗过敏：首选氢化可的松或地塞米松 4. 纠正凝血功能障碍：积极处理产后出血，及时补充凝血因子，不推荐肝素治疗，子宫切除 5. 积极防治感染，血液透析适时使用
	正确使用缩宫素，防止宫缩过强。人工破膜在宫缩间歇期进行。产程中避免产伤、子宫破裂、子宫颈裂伤

第三节　子宫破裂

子宫破裂是指妊娠晚期或分娩过程中子宫体部或子宫下段发生的破裂。

一、病因

1. **阻力过大**　各种原因导致的胎先部位下降受阻，为克服阻力诱发强烈宫缩。

2. **动力过大**　缩宫素使用不当或子宫对缩宫素异常敏感。

3. **子宫脆弱**　既往子宫手术史，尤其是术后瘢痕愈合不良者。

4. 产科操作　造成医源性破裂。

二、临床表现

可发生于妊娠晚期和分娩期，多见于分娩过程中，分为完全和不完全破裂。

先兆子宫破裂	1. 子宫体部和子宫下段之间形成明显的环状凹陷，称为病理缩复环，此凹陷可以逐渐上升到平脐或脐上（鉴别于痉挛性狭窄环）；不及时处理将出现缩复环处及其下方破裂 2. 患者下腹剧痛难忍，膀胱受压导致排尿困难和血尿
子宫破裂	完全子宫破裂：宫腔和腹腔相通，多见于子宫瘢痕破裂 ①突然腹部撕裂样疼痛、宫缩骤然停止、腹痛暂时缓解，当胎儿血液、羊水进入腹腔后腹痛持续性加重；可伴有休克征象 ②全腹压痛、反跳痛，腹壁下清楚地扪及胎体，胎儿侧方可扪及缩小的子宫 ③阴道检查发现宫口缩小、胎先露部消失
	不完全性子宫破裂：浆膜层未破，宫腔和腹腔未相通，腹痛等症状和体征不明显，不完全破裂处压痛明显

三、处理

先兆子宫破裂	1. 缓解宫缩：吸入或静脉全身麻醉＋肌内注射哌替啶 2. 尽快剖宫产
子宫破裂	1. 不论胎儿是否存活都应在积极抗休克的同时尽快手术治疗 2. 破裂口修补术（裂口整齐无感染），子宫次全切除（破裂口大、不整齐、感染），子宫全切除（裂口累及宫颈）

小结速览

分娩并发症
├ 产后出血
│ ├ 宫缩乏力——按摩子宫、促进宫缩、宫腔纱布堵塞、经导管动脉栓塞术、切除子宫、子宫压缩缝合术、结扎盆腔血管
│ ├ 胎盘因素 { 胎盘滞留、胎盘植入、部分残留 / 保守治疗、切除子宫
│ ├ 软产道损伤 { 会阴裂伤、阴道裂伤、宫颈裂伤 / 彻底止血并按照层次缝合 / 宫颈裂伤 >1cm 或有活动性出血者应缝合
│ └ 凝血功能障碍——尽快补充凝血因子，纠正休克
├ 羊水栓塞
│ ├ 病因——羊膜腔压力过高、血窦开放、胎膜破裂
│ └ 处理 { 呼吸道通畅 / 降低肺动脉高压 / 抗过敏 / 纠正凝血功能障碍 / 积极防治感染
└ 子宫破裂
  ├ 病因——阻力过大、动力过大、子宫脆弱、产科操作
  ├ 先兆子宫破裂——病理缩复环
  └ 子宫破裂 { 完全子宫破裂：宫腔和腹腔相通、多见于子宫瘢痕破裂 / 不完全性子宫破裂：浆膜层未破，宫腔和腹腔未相通

第十四章 产褥期与产褥期疾病

● **重点** 正常产褥，产褥感染，晚期产后出血
○ **难点** 产褥感染
★ **考点** 正常产褥、产褥感染

第一节 正常产褥

产褥期母体变化包括全身各个系统，以生殖系统变化最为显著。

一、生理变化

生殖系统	1. 子宫在胎盘娩出后因雌激素水平急剧下降，逐渐恢复到未孕前状态，为子宫复旧，一般为6周。产后第3周除胎盘附着部位以外的子宫内膜完全修复，产后6周胎盘附着部位内膜也修复完全 2. 宫颈外口在阴道分娩后呈袖口状，产后4周恢复至孕前形态，外口扁圆形 3. 阴道黏膜上皮恢复到孕前状态需要到恢复排卵后 4. 外阴裂伤缝合后3～4天可愈合
乳房	1. 雌孕激素水平降低，抑制了催乳激素抑制因子的释放，在泌乳素的作用下乳腺细胞开始分泌乳汁 2. 吸吮乳头可抑制下丘脑多巴胺分泌、促进泌乳素分泌，反射性引起垂体后叶催产素增多

续表

循环系统	大量血液从子宫进入体循环，产后 72 小时内血容量增加 15% ~25%，产后 2~3 周血容量恢复到孕前水平
泌尿系统	孕期大量水分潴留于体内需通过肾脏排出，故产后 1 周为多尿期。可能出现一过性尿潴留
内分泌系统	1. 泌乳素在产后 6 小时消失、雌孕激素在产后 1 周恢复、hCG 产后 2 周测不出 2. 未哺乳妇女产后 10 周左右可恢复排卵，哺乳者泌乳素抑制卵泡刺激素和促黄体素的分泌

二、产褥期临床表现

生命体征	体温一般 <38℃，心率加快时注意失血和感染，血压降低警惕产后出血，妊高征患者预防产后子痫发生，呼吸恢复为胸腹式呼吸
子宫复旧和宫缩痛	哺乳者子宫下降速度快，产后子宫收缩引起的疼痛为宫缩痛、持续 2~3 天消失
褥汗	产后 1 周内潴留的水分排出，在睡眠时明显
恶露	含有血液和坏死蜕膜组织经阴道排出称为恶露，分为血性恶露（3~4 天）、浆液性恶露（10 天左右）、白色恶露（3 周）。正常恶露有血腥味，但无臭味、持续 4~6 周、总量 250~500ml

三、产褥期处理及保健

（1）产后 2 小时极易发生并发症，应在产房内观察。

（2）少量多餐、清淡高蛋白饮食、注意补充水分。

（3）产后 4 小时让产妇排尿，鼓励早日下床活动、多吃富含纤维素的饮食防止便秘，便秘者可给缓泻剂。

（4）子宫复旧不全、恶露增多、红色恶露持续时间长应给予宫缩剂，恶露有臭味合并子宫压痛时应给广谱抗生素。

（5）会阴伤口感染应提前拆线。

（6）产后退奶可用雌激素、生麦芽煎服、芒硝外敷。

（7）计划生育指导。

产褥期保健目的是防止产后出血、感染等并发症产生，促进产后机体生理功能恢复。

第二节 产褥感染

一、概述

（1）分娩和产褥期生殖道受病原体侵袭而引起局部或全身的感染。

（2）产褥病率是分娩24小时以后的10天内，每日用测量体温4次、间隔4小时，若2次≥38℃，多由产褥感染引起，也可由泌尿系统、呼吸道感染或乳腺炎引起。

二、病原体

需氧菌	1. 链球菌：β溶血性链球菌致病性最强，可产生多种外毒素和溶组织酶 2. 杆菌：大肠埃希菌、克雷伯菌、变形杆菌多见，产生内毒素导致菌血症、感染性休克 3. 葡萄球菌：金葡菌和表葡菌为主，多为外源性感染
厌氧菌	1. 革兰阳性球菌：多与需氧菌混合感染、阴道分泌物有恶臭 2. 杆菌：可导致多脏器脓肿 3. 梭状芽孢杆菌：可导致溶血、气性坏疽

支原体和衣原体	症状不明显

三、感染途径

1. 内源性感染 寄生于产妇阴道内的细菌导致感染。

2. 外源性感染 外界病原菌进入产道导致的感染。

四、临床表现

急性外阴、阴道、宫颈炎	1. 会阴裂伤和侧切伤口是感染的常见部位，会阴疼痛、伤口充血、水肿、触痛、波动感、伤口裂开 2. 阴道疼痛、黏膜充血、水肿，严重者发热、畏寒 3. 症状不明显
急性子宫内膜、子宫肌炎	1. 子宫内膜充血坏死，阴道内大量脓性分泌物、有臭味 2. 子宫复旧不良、宫底部压痛，发热，血象升高
急性附件炎	宫旁组织增厚，有时可扪及肿块
急性盆腔和弥漫性腹膜炎	高热，腹胀，下腹压痛、反跳痛，全身中毒症状重
血栓性静脉炎	反复高热、寒战，下肢持续性疼痛，皮肤发白习称"股白肿"
脓毒血症	感染血栓脱落进入血液循环可引起菌血症，继续发展可并发脓毒血症和迁徙性脓肿（肺脓肿、肾脓肿）

五、治疗

1. 体位 产妇取半卧位，利于恶露引流和炎症局限于盆腔。

2. 抗生素治疗 同时兼顾 G^+ 和 G^-、需氧和厌氧，中毒症状重者可短期加用肾上腺皮质激素。

3. 引流 会阴部感染伤口拆线引流，疑盆腔脓肿可经腹或后穹隆切开引流。

六、预防

（1）临产前 2 个月避免盆浴和性生活。
（2）保持外阴清洁。
（3）必要时预防性使用抗生素。

第三节　晚期产后出血

概述	分娩24小时后，在产褥期内发生的子宫大量出血
病因	1. 胎盘胎膜残留：多发生于产后 10 天，残留的坏死组织脱落时，基底部血管受损引起大量出血 2. 蜕膜残留：蜕膜剥离不全或剥离后残留于宫腔内导致子宫内膜炎 3. 胎盘附着面复旧不全：血栓脱落、血窦重新开放，导致子宫大量出血 4. 感染：子宫内膜炎最多见 5. 剖宫产术后子宫切口裂开：多见于子宫下段横切口两端 6. 滋养细胞肿瘤、子宫黏膜下肌瘤

临床表现	1. 恶露不净、有臭味、色由暗变红，反复或突然阴道出血，可伴有腹痛、发热 2. 子宫增大、软，宫口松弛
治疗	1. 阴道出血：广谱抗生素、子宫收缩剂 2. 胎盘/胎膜/蜕膜残留：刮宫送病理＋抗生素 3. 切口裂开：抗生素、剖腹探查、清创缝合、动脉结扎止血、子宫切除

第四节 产褥期抑郁症

临床症状	心情沮丧、情绪低落、易激惹、恐怖、焦虑，对自身及婴儿健康过度担忧，失去生活自理及照料婴儿的能力，有时还嗜睡、思维障碍、迫害妄想，甚至伤婴或自杀
治疗方案	1. 心理治疗：通过心理咨询，解除致病的心理因素（如婚姻关系不良、想生男孩却生女孩、缺乏女性生殖及小儿喂养常识等）。对产妇多加关心和无微不至照顾，尽量调整好家庭中的各种关系，指导其养成良好睡眠习惯 2. 药物治疗：首选 5－羟色胺再吸收抑制剂。盐酸帕罗西汀以 20mg/d 为开始剂量，逐渐增至 50mg/d 口服。盐酸舍曲林以 50mg/d 为开始剂量，逐渐增至 150～200mg/d 口服。阿米替林以 25mg/d 为开始剂量，逐渐增至 150～250mg/d 口服等。这类药物优点为不进入乳汁中，故可用于产褥期抑郁症

小结速览

正常产褥 ┬ 子宫复旧和宫缩痛
　　　　├ 褥汗
　　　　└ 恶露 ┬ 血性恶露（3~4 天）
　　　　　　　├ 浆液性恶露（10 天左右内）
　　　　　　　└ 白色恶露（3 周）

产褥期与
产褥期疾病

产褥感染 ┬ 急性外阴、阴道、宫颈炎
　　　　├ 急性子宫内膜、子宫肌炎
　　　　├ 急性附件炎
　　　　├ 急性盆腔和弥漫性腹膜炎
　　　　├ 血栓性静脉炎
　　　　└ 脓毒血症和败血症

晚期产后出血 ┬ 胎盘胎膜残留
　　　　　　├ 蜕膜残留
　　　　　　├ 胎盘附着面复旧不全
　　　　　　├ 感染
　　　　　　├ 剖宫产术后子宫切口裂开
　　　　　　└ 滋养细胞肿瘤、子宫黏膜下肌瘤

产褥期抑郁症

第十五章　妇科病史及检查

第一节　妇科病史及体格检查

1. 月经史　包括初潮年龄、月经周期及经期持续时间、经量、经期伴随症状。如11岁初潮，周期28~30日，持续4日，可简写为 $11\dfrac{4}{28\sim30}$。常规询问并记录末次月经（LMP）起始日期及其经量和持续时间。

2. 婚育史　生育史包括足月产、早产及流产次数以及现存子女数，以4个阿拉伯数字顺序表示。如足月产1次，无早产，流产1次，现存子女1人，可记录为1-0-1-1，或仅用孕2产1（G_2P_1）表示。记录分娩方式，有无难产史，新生儿出生情况，有无产后出血或产褥感染；询问人工流产或自然流产及妊娠终止时间，异位妊娠或葡萄胎及治疗方法，生化妊娠史，末次分娩或流产日期。采用何种避孕措施及其效果，有无阴道炎、盆腔炎史，炎症类型和治疗情况。

3. 体格检查　应在采集病史后进行。检查范围包括全身检查、腹部检查和妇科检查。

（1）双合诊　检查者一手的两指或一指放入阴道，另一手在腹部配合检查，称为双合诊。目的在于检查阴道、宫颈、宫体、输卵管、卵巢、宫旁结缔组织以及骨盆腔内壁有无异常。

（2）三合诊　经直肠、阴道、腹部联合检查。

第二节　妇科疾病常见症状的鉴别要点

一、阴道出血

除正常月经外，来自女性生殖道任何部位的出血，包括阴道、宫颈和宫体及输卵管。

原因	1. 与妊娠有关的子宫出血（流产、异位妊娠、葡萄胎） 2. 卵巢内分泌功能变化（无排卵性功血、排卵性功血、月经间期卵泡破裂） 3. 生殖器炎症（阴道炎、急性子宫颈炎、子宫内膜炎） 4. 生殖器良性病变（子宫内膜息肉、子宫腺肌病） 5. 生殖器肿瘤（子宫肌瘤、阴道癌、子宫颈癌、子宫内膜癌、卵巢肿瘤） 6. 外伤、异物、外源性激素 7. 全身性疾病（血小板减少性紫癜、再障、白血病）
临床表现	有周期规律的阴道流血 1. 经量增多（子宫肌瘤、腺肌症、IUCD） 2. 经间期出血（排卵出血） 3. 经前或经后点滴出血（IUCD、子宫内膜异位症） 无周期规律的阴道流血 1. 接触性出血（子宫颈癌、急性子宫颈炎、宫颈肌瘤、阴道癌） 2. 停经后阴道出血（妊娠相关疾病、无排卵功血） 3. 绝经后阴道出血（子宫内膜癌、老年性阴道炎） 4. 外伤后阴道出血（生殖道损伤）

二、异常白带及外阴瘙痒

正常白带	1. 白带：由阴道黏膜渗出物和宫颈管、子宫内膜及输卵管腺体分泌物混合而成 2. 正常白带呈蛋清样、白色糊状、无腥臭味、量较少 3. 白带的量、色、味等方面的变化与性激素水平、炎症和生殖器肿瘤有关
异常白带临床特点及原因	1. 灰黄色或黄白色泡沫状白带（滴虫阴道炎，伴外阴瘙痒） 2. 凝乳样或豆渣样白带（外阴阴道假丝酵母菌病，伴外阴瘙痒或灼痛） 3. 灰白色腥味白带（细菌性阴道病，伴外阴瘙痒或疼痛） 4. 脓性白带、黄绿色：细菌感染所致（各种炎症、STD、生殖道畸形、生殖道肿瘤、宫腔积脓） 5. 血性白带：阴道分泌物中混有血迹，淡红色（重度宫颈糜烂、息肉、黏膜下肌瘤、子宫颈癌、输卵管癌） 6. 水样白带：量多、持续（输卵管癌、子宫颈癌、阴道癌、黏膜下肌瘤） 7. 透明黏性白带（卵巢功能失调、阴道腺病）

三、下腹疼痛

下腹痛是妇科常见症状。根据下腹痛性质和特点考虑不同的妇科情况。

起病缓急	急骤发病者，应考虑卵巢囊肿蒂扭转或破裂，或子宫浆膜下肌瘤蒂扭转 反复隐痛后突然出现撕裂样剧痛者，应考虑输卵管妊娠破裂型或流产

疼痛部位	1. 下腹正中出现疼痛，多为子宫病变引起，较少见 2. 一侧下腹痛，应考虑为该侧附件病变，如卵巢囊肿蒂扭转、输卵管卵巢急性炎症、异位妊娠等 3. 右侧下腹痛还应考虑急性阑尾炎 4. 双侧下腹痛常见于盆腔炎性病变 5. 卵巢囊肿破裂、输卵管妊娠破裂或盆腔腹膜炎时，可引起整个下腹痛甚至全腹疼痛
疼痛性质	1. 持续性钝痛多为炎症或腹腔内积液所致 2. 顽固性疼痛难以忍受，常为晚期生殖器癌肿所致 3. 子宫或输卵管等空腔器官收缩表现为阵发性绞痛 4. 输卵管妊娠或卵巢肿瘤破裂可引起撕裂性锐痛 5. 宫腔内有积血或积脓不能排出常导致下腹坠痛
疼痛时间	1. 在月经周期中间出现一侧下腹隐痛，应考虑为排卵性疼痛 2. 经期出现腹痛，或为原发性痛经，或有子宫内膜异位症的可能 3. 周期性下腹痛但无月经来潮多为经血排出受阻所致，见于先天性生殖道畸形或术后宫腔、宫颈管粘连等 4. 与月经周期无关的慢性下腹痛见于下腹部手术后组织粘连、子宫内膜异位症、盆腔炎性疾病后遗症、盆腔静脉淤血综合征及妇科肿瘤等
放射部位	腹痛放射至肩部，应考虑为腹腔内出血；放射至腰骶部，多为宫颈、子宫病变所致；放射至腹股沟及大腿内侧，多为该侧附件病变所引起
伴随症状	1. 腹痛同时有停经史，多为妊娠合并症 2. 伴恶心、呕吐，应考虑有卵巢囊肿蒂扭转的可能 3. 伴畏寒、发热，常为盆腔炎性疾病 4. 伴休克症状，应考虑有腹腔内出血 5. 出现肛门坠胀，常为直肠子宫陷凹积液所致 6. 伴恶病质，常为生殖器晚期癌肿的表现

四、下腹包块

子宫增大	妊娠子宫、子宫肌瘤、子宫肌腺症、宫腔积血、宫腔积脓、子宫恶性肿瘤、子宫畸形
附件肿块	输卵管妊娠、附件炎性肿块、卵巢子宫内膜异位囊肿、卵巢非赘生性囊肿、卵巢赘生性肿块
肠道及肠系膜肿块	粪块嵌顿、阑尾脓肿、结肠癌、感染致肠管网膜粘连
泌尿系肿块	充盈膀胱、异位肾
腹腔肿块	腹腔积液、盆腔结核包裹性积液、直肠子宫陷凹腹壁血肿或脓肿：位于腹壁内，与子宫不相连。腹膜后肿瘤或脓肿：肿块位于直肠和阴道后方，与后腹壁固定、不活动，多为实性，以肉瘤最常见；亦可为囊性，如畸胎瘤、脓肿

小结速览

妇科病史及检查

妇科病史及体格检查
- 月经史
- 婚育史
- 双合诊
- 三合诊

妇科疾病常见症状的鉴别要点

异常白带及外阴瘙痒
- 阴道出血
- 黄色泡沫状白带（滴虫性阴道炎，伴外阴瘙痒）
- 凝乳样或豆渣样白带（假丝酵母菌阴道炎，伴外阴瘙痒或疼痛）
- 灰白色腥味白带（细菌性阴道病，伴外阴瘙痒或疼痛）
- 脓性白带、黄绿色
- 血性白带（重度宫颈糜烂、息肉、黏膜下肌瘤、子宫颈癌、输卵管癌）
- 水样白带（输卵管癌、子宫颈癌、阴道癌、黏膜下肌瘤）
- 透明黏性白带

下腹疼痛
- 急性下腹痛
- 慢性下腹痛

盆腔包块
- 子宫增大
- 附件肿块
- 肠系及肠系膜肿块
- 泌尿系肿块
- 腹腔肿块
- 腹壁及腹膜后肿块

第十六章　外阴色素减退性疾病

● **重点**　外阴慢性单纯性苔藓，外阴硬化性苔藓
○ **难点**　外阴慢性单纯性苔藓
★ **考点**　外阴慢性单纯性苔藓

第一节　外阴慢性单纯性苔藓

概述	外阴鳞状上皮细胞增生是以病因不明的鳞状上皮细胞良性增生为主的外阴疾病，可能与外阴潮湿、分泌物长期刺激导致外阴瘙痒而反复搔抓有关
临床表现	1. 外阴瘙痒，患者多难耐受而搔抓 2. 查体：大阴唇、阴唇间沟、阴蒂包皮及阴唇后联合处孤立、局灶性或多发、对称性病灶 3. 病变皮肤早期暗红色或粉红色，角化过度呈白色 4. 晚期皮肤增厚、色素增加，出现苔藓样变
诊断	1. 主要依靠病理组织学检查确诊，注意多点活检 2. 活检应在皲裂、溃疡、硬结、隆起或粗糙处进行 3. 活检前先用1%甲苯胺蓝涂抹局部，干燥后用1%醋酸液擦洗脱色，在不脱色区活检
治疗	1. 一般治疗：保持外阴清洁干燥，禁用刺激性大的药物或肥皂清洁外阴，忌穿不透气的化纤内裤。瘙痒致失眠者，可加用镇静、安眠或抗过敏药物 2. 药物治疗：局部皮质激素药物控制瘙痒，可选0.025%氟轻松软膏或0.01%曲安奈德软膏，每日3~4次。症状缓解停用高效类固醇药物，用药前温水坐浴 3. 手术及激光治疗：一般不采用手术，手术仅用于反复药物治疗无效或有恶性可能者。有包块者可单纯外阴切除或激光治疗

第二节　外阴硬化性苔藓

概述	外阴硬化性苔藓是以外阴、肛周皮肤萎缩变薄为主要特征的疾病，是最常见的外阴白色病变
临床表现	可发生于任何年龄，但以 40 岁左右的妇女多见 主要症状为病损区瘙痒，性交痛及外阴烧灼感 典型临床特征：外阴萎缩，表现为小阴唇变小，甚至消失，大阴唇变薄，阴蒂萎缩，皮肤颜色变白、发亮、皱缩，伴皲裂及脱皮。病变通常对称，蝴蝶状，阴道口可挛缩狭窄
诊断	临床表现初步判断，病理活组织检查确诊
治疗	1. 一般治疗：见外阴鳞状上皮细胞增生 2. 局部药物治疗：主要药物丙酸睾酮及黄体酮 3. 手术治疗：病情严重或药物治疗无效，可行表浅外阴切除或激光切除。手术切除复发率高

第三节　其他外阴色素减退性疾病

一、扁平苔藓

1. 临床表现　局部烧灼感、外阴瘙痒。

2. 诊断　需多点活检确诊。

3. 处理方案　皮质激素，症状缓解率 94%，或口服环孢素。

二、外阴白癜风

（1）身体其他部位可伴发白癜风。

（2）除伴发皮炎应按炎症处理外，一般无需治疗。

三、继发性外阴色素减退疾病

（1）各种慢性外阴炎，如糖尿病外阴炎、念珠菌外阴炎等长期刺激后，均可使外阴表皮过度角化。

（2）治疗针对原发病，注意个人卫生，穿透气的棉内裤，保持外阴干燥。

小结速览

外阴色素减退性疾病

- 外阴慢性单纯性苔藓
  - 主要依靠病理组织学检查确诊，注意多点活检
  - 活检应在皲裂、溃疡、硬结、隆起或粗糙处进行
  - 活检前先用1%甲苯胺蓝涂抹局部，干燥后用1%醋酸液擦洗脱色，在不脱色区活检

- 外阴硬化性苔藓
  - 外阴萎缩，表现为小阴唇变小，甚至消失
  - 大阴唇变薄，阴蒂萎缩
  - 皮肤颜色变白、发亮、皱缩，伴皲裂及脱皮
  - 病变通常对称，蝴蝶状，阴道口可挛缩狭窄

- 其他外阴色素减退性疾病
  - 扁平苔藓
  - 外阴白癜风
  - 继发性外阴色素减退疾病

第十七章　外阴及阴道炎症

- **● 重点**　前庭大腺炎，滴虫阴道炎，外阴阴道假丝酵母菌病，萎缩性阴道炎
- **○ 难点**　滴虫阴道炎，萎缩性阴道炎
- **★ 考点**　滴虫阴道炎，外阴阴道假丝酵母菌病，萎缩性阴道炎

第一节　非特异性外阴炎

病因	外阴与尿道、阴道、肛门接近，经常受到经血、阴道分泌物、尿便的刺激。长期穿紧身化纤内裤或经期长时间使用卫生用品所导致的物理化学刺激
临床表现	外阴皮肤瘙痒、疼痛、灼烧感，局部充血、肿胀、糜烂、溃疡、湿疹，慢性炎症可导致皮肤增厚、粗糙、皲裂、苔藓样变
治疗	1. 积极治疗糖尿病患者、粪瘘、尿瘘 2. 0.1%聚维酮碘液或1:5000高锰酸钾坐浴＋抗生素软膏

第二节　前庭大腺炎

病因	多见于育龄妇女，常见病原体是葡萄球菌、大肠埃希菌、链球菌、肠球菌、淋病奈瑟菌、沙眼衣原体

续表

临床表现	1. 炎症多位于一侧腺体，局部肿胀、疼痛、灼烧感，行走不便 2. 局部可见皮肤红肿、发热、压痛明显，脓肿形成时疼痛加剧，可有波动感
治疗	1. 急性炎症发作时卧床休息、保持局部清洁 2. 常选择使用喹诺酮或头孢菌素与甲硝唑联合抗感染 3. 脓肿形成后可行切开引流＋造口术，单纯切开引流只能暂时缓解症状，切开闭合后仍可形成囊肿而反复感染

第三节　滴虫阴道炎

病因	月经后雌激素水平降低，阴道 pH 升高接近中性，滴虫繁殖引发炎症。消耗细胞内的糖原、阻碍乳酸生成，使阴道 pH 升高
传播途径	经过性交直接传播或公共卫生用具传播
临床表现	1. 白带增多：稀薄脓性（含有白细胞）、泡沫状、有臭味（无氧酵解碳水化合物产生腐臭气体） 2. 轻度瘙痒：外阴和阴道口明显 3. 尿道口感染可有尿频、尿痛。阴道毛滴虫可吞噬精子导致不孕 4. 检查可见阴道黏膜充血、散在出血斑点
诊断	1. 生理盐水悬滴法可见滴虫和较多白细胞 2. 取分泌物前 24～48 小时禁止性交、阴道灌洗，局部用药、不用润滑剂
治疗	1. 全身治疗：甲硝唑 2g，单次口服。服药 12～24 小时内避免哺乳 2. 性伴侣需要同时治疗
随诊	复发率高，最初感染 3 个月需追踪复查

第四节　外阴阴道假丝酵母菌病

病因	酸性环境适合假丝酵母菌生长，阴道 pH < 4.5。为条件致病菌，免疫能力低下转变为菌丝相时才发病，妊娠、糖尿病、免疫抑制剂、广谱抗生素为诱因
传播途径	主要是内源性感染。口腔、肠道、阴道 3 个部位的假丝酵母菌可以互相传染
临床表现	1. 白带多：白色豆腐渣样 2. 重度外阴瘙痒、灼痛 3. 外阴可见红斑、阴道黏膜水肿、阴道黏膜上附有白色块状物，擦除后露出红肿黏膜面 4. 单纯性 VVC 5. 复杂性 VVC
诊断	1. 10% KOH 悬液中可见芽生孢子和假菌丝（KOH 可以溶解其他细胞成分） 2. pH < 4.5 可能是单纯假丝酵母菌感染，pH > 4.5 + 镜检见多量白细胞可能存在混合感染
治疗	1. 消除诱因 2. 局部用药：克霉唑制剂、咪康唑制剂、制霉菌素制剂 3. 口服：未婚女性可口服氟康唑 4. 妊娠期间禁用口服唑类抗真菌药物 5. 治疗结束 7 ~ 14 天复查 6. 一年内发作 4 次或 4 次以上称为复发性外阴阴道假丝酵母菌病

第五节 细菌性阴道病

病因	阴道内正常菌群失调导致的混合感染。阴道内乳酸杆菌减少，其他细菌大量繁殖（主要是厌氧菌可以产生胺类物质使分泌物有臭味），无炎性改变
临床表现	1. 白带多：<u>有鱼腥臭味</u>、<u>灰白色</u>、<u>稀薄</u>、<u>均匀</u> 2. 瘙痒不明显，阴道黏膜无充血水肿
诊断：3/4可以诊断	1. 匀质、稀薄、灰白色阴道分泌物，常黏附于阴道壁 2. 阴道分泌物 pH>4.5 3. 胺试验（+）：取阴道分泌物加入 10% 氢氧化钾溶液 1~2 滴产生鱼腥臭味 4. 线索细胞>20%（+）：生理盐水悬滴法，脱落的阴道上皮细胞表面附着厌氧菌 5. 还可应用 Nugent 革兰染色评分
治疗	1. 首选甲硝唑口服 2. 有症状和无症状的孕妇都需治疗，妊娠期可能导致上生殖道感染，故需口服治疗

细菌性阴道病与其他阴道炎的鉴别诊断

	细菌性阴道病	外阴阴道假丝酵母菌病	滴虫阴道炎
症状	分泌物增多，无或轻度瘙痒	重度瘙痒，烧灼感，分泌物增多	分泌物增多，轻度瘙痒
分泌物特点	白色，匀质，腥臭味	白色，豆腐渣样	稀薄脓性，泡沫状
阴道黏膜	正常	水肿、红斑	散在出血点
阴道 pH	>4.5	<4.5	>4.5

胺试验	阳性	阴性	可为阳性
显微镜检查	线索细胞，极少白细胞	芽生孢子及假菌丝，少量白细胞	阴道毛滴虫，多量白细胞

第六节　萎缩性阴道炎

病因	绝经后妇女因卵巢功能衰退或缺失，雌激素水平降低，阴道壁萎缩，黏膜变薄，上皮细胞内糖原减少，pH升高（多为 5 ~ 7），嗜酸的乳杆菌不再为优势菌，局部抵抗力降低，以需氧菌为主的其他致病菌过度繁殖，从而引起炎症
临床表现	1. 阴道分泌物增多，分泌物稀薄，呈淡黄色，严重者呈脓血性白带 2. 外阴有瘙痒或灼热感，检查时见阴道呈老年性改变，上皮萎缩，皱襞消失，上皮变平滑、菲薄 3. 阴道黏膜充血，有小出血点，有时有表浅溃疡
治疗	1. 补充雌激素：可局部也可全身。局部涂抹雌三醇软膏 2. 抑制细菌生长：可在阴道内放入抗生素粉剂或娇妍凝胶消毒剂，每日 1 次，应用 7 ~ 10 次

第七节　婴幼儿外阴阴道炎

病因	常见的病原体有葡萄球菌、链球菌及大肠埃希菌等，滴虫或念珠菌也可引起感染。病原体可通过患病的母亲、保育员或幼儿园儿童的衣物、浴盆等传播。也可由于卫生不良、外阴不洁，经常为大便所污染或直接接触污物所引起，此外，外阴损伤或抓伤，尤其是蛲虫感染时引起炎症，此外尚可因误放异物于阴道内而引起

续表

临床表现	主要症状为阴道分泌物增多，呈脓性。多在家长陪同下就诊，因幼女无法表达外阴瘙痒、分泌物增多或尿频尿急等不适，往往表现为烦躁不安、哭闹不止，或以手抓外阴部
诊断	外阴疼痛、痒感、分泌物增多。外阴、阴蒂、尿道口及阴道口黏膜充血、水肿，并有脓性分泌物。内裤上经常有脓性干痂形成。导致局部有抓痕、出血等现象。小阴唇粘连，尿流变细。检查可发现小阴唇粘连的地方较薄，比较透亮
治疗	1. 保持外阴清洁、干燥 2. 选择对应的抗生素 3. 对症处理

小结速览

外阴及阴道炎症
{
　非特异性外阴炎 { 苔藓样变
1 : 5000 高锰酸钾坐浴 + 抗生素软膏

　前庭大腺炎——切开引流 + 造口术

　滴虫阴道炎 { 白带增多，稀薄脓性 0.5% 醋酸/1% 乳酸
冲洗阴道 + 甲硝唑泡腾片

　外阴阴道假丝酵母菌病 { 白带多 白色豆腐渣样
外阴可见地图样红斑

　细菌性阴道病 { 白带多 有鱼腥臭味，灰白色
0.5% 醋酸/1% 乳酸冲洗阴道，甲硝唑

　萎缩性阴道炎 { 分泌物稀薄，呈淡黄色
补充雌激素

　婴幼儿外阴阴道炎
}

第十八章　子宫颈炎症

> ● **重点**　慢性子宫颈炎症病理表现
> ○ **难点**　急性、慢性子宫颈炎症的诊断
> ★ **考点**　急性、慢性子宫颈炎症临床表现、治疗

第一节　急性子宫颈炎

病原体	主要是淋病奈瑟菌和沙眼衣原体所致，病变以颈管明显
临床表现	（1）阴道分泌物增多，呈黏液脓性，分泌物刺激可导致外阴瘙痒和灼热感。可伴有腰痛和下腹部坠痛，月经间期出血、性交后出血 （2）子宫颈充血、水肿、黏膜外翻、脓性分泌物从颈管流出，子宫颈触痛、质脆、触之易出血
诊断	子宫颈管分泌物涂片镜检，白细胞＞10/HP，中性粒细胞＞30/HP
治疗	1. 淋菌性宫颈炎：常用药物有头孢菌素及头霉素类 2. 衣原体宫颈炎：四环素、大环内酯类、氟喹诺酮

第二节　慢性子宫颈炎

　　急性宫颈炎治疗不彻底，病原体隐藏于宫颈黏膜形成慢性

炎症，病原体主要是葡萄球菌、链球菌、大肠埃希菌、厌氧菌。

病理	慢性子宫颈管黏膜炎：子宫颈管黏液增多及脓性分泌物，反复发作
	子宫颈息肉：①根部附着于子宫颈外口，色红、呈舌形、质软而脆、易出血；②恶变率低，炎症持续存在去除后仍可复发
	子宫颈肥大：慢性炎症长期刺激导致腺体及间质增生。子宫颈深部的腺囊肿均可使子宫颈呈不同程度肥大，硬度增加
临床表现	1. 阴道分泌物增多，呈乳白色黏液样，息肉形成后可有血性白带、性交后出血 2. 可能伴有腰骶部疼痛、下腹坠胀、尿路刺激征、不孕 3. 病原体难以确定，与子宫颈上皮内瘤变和早期子宫颈癌外观上难以鉴别，需常规做子宫颈刮片、子宫颈管吸片、TCT
治疗	慢性子宫颈管黏膜炎 物理治疗：常规子宫颈癌筛查；急性生殖炎禁忌；月经干净3~7天；术后1~2周脱痂时可有少许出血
	子宫颈息肉：息肉摘除送病理
	子宫颈肥大：一般无需治疗

小结速览

子宫颈炎症

急性子宫颈炎
- 主要是淋病奈瑟菌和沙眼衣原体所致
- 阴道分泌物增多，呈黏液脓性
- 涂片镜检，每个 HP 平均 >10 个多形核白细胞，排除淋病和滴虫就可确诊

慢性子宫颈炎
- 慢性子宫颈管黏膜炎
  - 物理治疗：常规子宫颈癌筛查；急性生殖炎禁忌；月经干净 3~7 天
  - 药物治疗：适于糜烂面积小、炎症浸润浅者
- 子宫颈息肉——息肉摘除送病理
- 子宫颈肥大——一般无需治疗

第十九章　盆腔炎性疾病及生殖器结核

- ● **重点**　盆腔炎性疾病症状、体征、诊断、治疗
- ○ **难点**　盆腔炎性疾病病理变化，盆腔炎性疾病后遗症病理变化、体征
- ★ **考点**　盆腔炎性疾病症状、体征、诊断、治疗

第一节　盆腔炎性疾病

概述	1. 女性上生殖道的一组感染性疾病，包括子宫内膜炎、输卵管炎（最常见）、输卵管卵巢脓肿、盆腔腹膜炎，多发生于性生活活跃的妇女 2. 盆腔炎可致不孕、输卵管妊娠、慢性盆腔痛
病原体	1. 内源性：来自寄居于阴道内的菌群，多为需氧菌和厌氧菌混合感染 2. 外源性：主要是性传播疾病的病原体，淋病奈瑟菌、沙眼衣原体
感染途径	1. 沿生殖道黏膜上行蔓延：蔓延病原体侵入外阴、阴道后，或阴道内的病原体沿子宫颈黏膜、子宫内膜、输卵管黏膜，蔓延至卵巢及腹腔 2. 经淋巴蔓延：经外阴、阴道、子宫颈及宫体创伤处的淋巴管侵入盆腔结缔组织及内生殖器其他部分 3. 经血液蔓延：结核感染 4. 直接蔓延：阑尾炎可引起右侧输卵管炎

续表

高危因素	1. 宫腔内操作后感染、经期/性卫生不良 2. 15~25岁高发、性生活活跃、下生殖道感染、慢性盆腔炎急性发作、邻近器官蔓延（大肠埃希菌为主）

一、盆腔炎性疾病

病理变化	1. **急性子宫内膜炎及子宫肌炎**：子宫内膜充血、水肿，有炎性渗出物 2. **急性输卵管炎**：炎症经黏膜上行导致输卵管黏膜炎、管腔和伞端闭锁，脓液积聚形成输卵管积脓，纤毛脱落导致运输功能丧失。炎症通过淋巴组织和宫旁组织扩散者先发生输卵管浆膜炎，管腔可保持通畅 3. **输卵管卵巢脓肿**：通常称为附件炎，卵巢和发炎的输卵管伞端粘连而发炎，炎症通过卵巢排卵的孔侵入实质成为卵巢脓肿，脓肿壁和输卵管积脓连接、相通形成输卵管卵巢脓肿 4. **急性盆腔腹膜炎**：可导致盆腔脏器粘连、脓液积聚于直肠子宫凹陷形成盆腔脓肿 5. **急性盆腔结缔组织炎（宫旁组织）**：经淋巴途径累及宫旁组织的最多见 6. Fitz–Hugh–Curtis综合征：肝包膜炎症而无肝实质损害的肝周围炎，由淋病奈瑟菌和衣原体导致，吸气时右上腹疼痛 7. **败血症和脓毒血症**：常见于严重产褥感染、感染性流产、播散性淋病
症状	1. **一般表现**：下腹痛（持续性、活动后或性交后加重）、发热（寒战、高热、头痛、食欲缺乏）、阴道分泌物多、经量增多、经期延长 2. **盆腔腹膜炎**：恶心、呕吐、腹痛、腹泻等消化系统症状 3. **脓肿形成**：压迫膀胱、压迫直肠的症状 4. **肝周围炎**：同时有右上腹疼痛

续表

体征	1. 发热、心率快、腹膜刺激征、腹胀、肠鸣音减弱或消失 2. 阴道：大量脓性分泌物 3. 子宫颈：充血水肿、子宫颈口流脓、穹隆触痛、子宫颈举痛 4. 子宫体：压痛、活动受限 5. 附件：压痛、包块、片状增厚
诊断	1. 最低标准：子宫颈触痛、子宫体压痛、附件区压痛 2. 附加标准：T > 38.3℃、血沉快、C 反应蛋白高、子宫颈异常黏液脓性分泌物或脆性增加、阴道分泌物见白细胞、淋病奈瑟菌或衣原体阳性 3. 特异标准：子宫内膜活检证实子宫内膜炎、阴道超声或磁共振检查显示输卵管增粗、输卵管积液，伴或不伴有盆腔积液、输卵管卵巢肿块，腹腔镜检查发现盆腔炎性疾病征象
治疗	一般治疗： 1. 半卧位有利于脓液积聚于直肠子宫凹陷而使炎症局限 2. 避免不必要的妇科检查，防止炎症扩散
	药物治疗：抗生素治疗为主
	手术治疗： 1. 静脉抗生素 48 ~ 72 小时控制不满意（体温不降、症状加重、包块增大） 2. 包块持续存在 2 ~ 3 周已经局限化 3. 脓肿破裂：突然腹痛加剧、寒战、高热、腹胀、腹部拒按、休克征象

二、盆腔炎性疾病后遗症

盆腔炎性疾病未得到及时正确的诊断或治疗，可能会发生盆腔炎性疾病后遗症。

病理变化	1. 输卵管增生、增粗、阻塞 2. 输卵管卵巢粘连形成输卵管卵巢肿块 3. 输卵管卵巢囊肿 4. 盆腔结缔组织表现为主
症状	1. 慢性盆腔痛：下腹坠胀、疼痛、腰骶部酸痛，劳累、性交、月经前后加重 2. 不孕和异位妊娠：与输卵管阻塞有关 3. 慢性盆腔炎疾病反复发作
体征	1. 输卵管炎：扪及增粗的输卵管、压痛 2. 输卵管卵巢囊肿：附件区囊性肿物，不活动 3. 结缔组织炎：子宫后位、活动受限、两侧片状增厚、压痛
治疗	1. 不孕者，需辅助生殖技术协助受孕 2. 慢性盆腔痛：尚无有效治疗方法，中药，理疗 3. 反复发作者，抗生素药物治疗基础上可手术治疗 4. 输卵管积水者需手术治疗 5. 做好预防工作

第二节　生殖器结核

传播途径	1. 全身结核的表现之一，常继发于其他部位的结核。潜伏期 1~10 年，多数患者发现生殖器结核时其原发病灶多已痊愈 2. 血行传播最多见，首先侵犯输卵管，腹腔内结核可通过直接蔓延传播 3. 淋巴传播较少见，性交传播极罕见

病理	1. 输卵管结核：占女性生殖器结核的 90% ~ 100%，双侧多见，伞端外翻如烟斗样是特征性表现、浆膜面可见多个粟粒结节，常与周围器官粘连。输卵管腔内若发现非干酪样坏死性肉芽肿可以确诊 2. 子宫内膜结核：常由输卵管结核蔓延导致，早期位于两侧宫角，最终导致宫腔粘连变形、缩小，可导致不孕 3. 卵巢结核：常由输卵管结核蔓延导致，通常只有卵巢周围炎，侵犯卵巢深层比较少 4. 盆腔腹膜结核：分为粘连型和渗出型 5. 子宫颈结核：较少见，乳头状增生或为溃疡
临床表现	1. 不孕：多数患者因不孕而就诊 2. 月经失调：早期由于子宫内膜充血、溃疡表现为经量增多，晚期由于子宫内膜受到破坏表现为血经稀少、闭经 3. 下腹坠痛：盆腔炎症和粘连 4. 全身表现：轻者只有发热，重者有典型的结核中毒表现
辅助检查	1. 子宫内膜病理检查：诊断内膜结核最可靠的依据，经前子宫黏膜增厚、出现 TB 的阳性率高，经前 1 周至月经来潮 6 小时内行刮宫术，术前 3 天至术后 4 天化疗防止播散，发现典型结核结节可以确诊 2. 子宫输卵管碘油造影：可见宫腔和输卵管狭窄、变形，钙化灶，碘油进入宫旁静脉丛 3. 腹腔镜 4. 结核菌检查：取月经血、宫腔刮出物行抗酸染色
治疗	1. 联合化疗：异烟肼、利福平、乙胺丁醇及吡嗪酰胺联合治疗 6 ~ 9 个月 2. 手术：治疗无效或治疗后反复发作、内膜结核药物治疗无效、盆腔包块不能完全消失、已经形成较大的包裹性积液。全子宫双附件切除为宜，年轻患者尽可能保留卵巢功能 3. 治疗后妊娠成功率很低

小结速览

盆腔炎性疾病及生殖器结核

- 盆腔炎性疾病
  - 急性盆腔炎
    - 最低标准 子宫颈触痛、子宫体压痛、附件区压痛
    - 附加标准 T > 38.3℃、血沉块、C 反应蛋白高、黏液脓性分泌物、白带涂片见白细胞、淋病奈瑟菌或衣原体阳性
    - 特异标准 子宫内膜活检证实内膜炎、腹腔镜发现输卵管炎、充满液体的增粗输卵管
  - 盆腔炎性疾病后遗症
    - 不孕者，需辅助生殖技术协助受孕
    - 慢性盆腔痛 尚无有效治疗方法，中药，理疗
    - 反复发作者，抗生素药物治疗基础上可手术治疗
    - 输卵管积水者需手术治疗
    - 做好预防工作
- 生殖器结核
  - 子宫内膜病理检查——诊断内膜结核最可靠的依据
  - 子宫输卵管碘油造影——术前 3 天、术后 4 天化疗防止播散
  - 腹腔镜
  - 结核菌检查——取月经血、宫腔刮出物行抗酸染色

第二十章　子宫内膜异位症与
子宫腺肌病

● **重点**　子宫内膜异位症治疗
○ **难点**　子宫内膜异位症病理改变，子宫肌腺病病理
★ **考点**　子宫内膜异位症症状、治疗

第一节　子宫内膜异位症

概述	子宫内膜组织出现于子宫之外。可以侵犯全身，但多位于盆腔脏器和壁腹膜，子宫骶韧带和卵巢最常见，其次为子宫及其他脏腹膜、阴道直肠隔
病理改变	基本病理改变为异位的子宫内膜随卵巢激素变化发生周期性出血，导致周围纤维组织增生和囊肿、粘连形成 大体： 1. 卵巢型异位症 （1）典型病变型：卵巢可以形成巧克力囊肿（卵巢子宫内膜异位囊肿），囊壁易反复破裂，卵巢破裂处与周围组织粘连，导致卵巢活动度差 （2）微小病变型：位于卵巢浅表层的红色、蓝色或棕色等斑点或小囊，病灶只有数毫米大小，常导致卵巢与周围组织粘连，手术中刺破后有黏稠咖啡或棕色液体流出 2. 腹膜型内异症　分布于盆腔腹膜和各脏器表面，局部散在紫褐色出血点或颗粒状散在结节，子宫后壁和直肠前壁粘连，直肠子宫凹陷变浅，甚至完全消失

病理改变	（1）色素沉着型：即典型的蓝紫色或褐色腹膜异位结节，术中较易辨认 （2）无色素沉着型：为异位内膜的早期病变，较色素沉着型更常见，也更具生长活性。依其外观又可分为红色病变和白色病变。无色素沉着病灶发展成典型的病灶需 6～24 个月 3. 深部浸润型内异症：指病灶浸润深度≥5mm 的内异症，累及部位包括宫骶韧带、直肠子宫陷凹、阴道穹隆、阴道直肠隔、直肠或者结肠壁等，也可侵犯至膀胱壁和输尿管 4. 其他部位：包括瘢痕内异症（如腹壁切口、会阴切口等）以及其他少见的远处内异症 镜检： 1. 典型者镜下可见子宫内膜腺体、间质、纤维素、出血 2. 有时临床表现极典型但组织学特征极少 3. 临床表现和术中所见很典型，即使镜下仅能在卵巢囊壁中发现红细胞或含铁血黄素细胞等出血证据，亦应视为内异症 4. 肉眼正常的腹膜组织镜检时发现子宫内膜腺体及间质，称为镜下内异症，发生率 10%～15% 5. 同一病灶的不同部位的腺上皮和间质细胞对激素调节反应不一致 6. 国内外文献报道子宫内膜异位症恶变的发生率在 1% 左右

续表

症状	1. 下腹痛和痛经：继发痛经、逐年加重，经期下腹部、腰骶部持续性疼痛，月经来潮时出现，并持续整个经期，疼痛程度和病变程度不一定成正比。部分患者没有痛经 2. 月经异常：月经量多、经期延长、淋漓不尽，卵巢粘连导致卵巢功能紊乱 3. 性交痛：月经期前最明显，由于直肠子宫凹陷有病灶，阴茎冲击后穹隆导致 4. 不孕：卵巢功能异常、盆腔解剖结构发生改变 5. 盆腔外表现：肠道异位症表现为腹痛、腹泻、便秘、周期性少量便血，泌尿系异位症表现为经期尿频、尿痛，腹壁瘢痕异位症表现为周期性瘢痕性疼痛和逐渐增大的肿块
体征	1. 子宫后倾固定，直肠子宫凹陷、子宫后壁下段、宫骶韧带及触痛性结节、病变累及直肠阴道隔，可在阴道后穹隆触及、触痛明显，或直接看到局部隆起的小结节或紫蓝色斑点 2. 附件区触及囊实性包块，活动度差
辅助检查	1. B超：诊断卵巢异位囊肿和膀胱、直肠内异症的重要方法，可确定异位囊肿位置、大小和形状，但图像无特异性，不能据此诊断 2. CA125升高：诊断内异症的敏感性和特异性均较低，不作为独立的诊断依据，但有助于监测病情变化、评估疗效和预测复发 3. 腹腔镜：目前国际公认的内异症诊断的最佳方法，是确诊盆腔内异症的标准方法
药物治疗	适用于有慢性盆腔痛、经期痛经症状明显、有生育要求及无卵巢囊肿形成者，使患者假孕或假绝经导致异位内膜坏死、萎缩、退化 1. 绝经疗法：达那唑，抑制卵泡刺激素、促黄体素峰，抑制卵巢激素的分泌，直接抑制内膜生长，导致短暂闭经

续表

药物治疗	2. 假孕疗法：高效孕激素长期使用，抑制垂体促甲状腺素和促黄体素的分泌、直接抑制子宫内膜和异位内膜 3. 药物性卵巢切除：垂体促性腺激素释放激素 α 长期连续使用使垂体的垂体促性腺激素释放激素受体耗尽，对垂体产生降调节作用，卵泡刺激素、促黄体素分泌减少，卵巢激素明显下降，出现暂时绝经。用药后第 2 个月到停药后 1 个月使用雌激素反相添加治疗，减轻绝经后症状
手术治疗	适用于药物治疗后症状不缓解、局部病变加剧或生育功能未恢复者，较大的卵巢内膜异位囊肿者 1. 保留生育功能手术：适于年轻有生育要求者，尽量切尽内膜异位灶，保留子宫、至少保留部分卵巢 2. 保留卵巢功能手术：适于 <45 岁无生育要求者，尽量切尽内膜异位灶，切除子宫、至少保留部分卵巢 3. 根治性手术：子宫、双附件、所有异位病灶都切除
预后	防止经血逆流，药物避孕，防止医源性异位内膜种植

第二节　子宫腺肌病

概述	具有生长功能的子宫内膜腺体和间质侵犯子宫肌层，异位内膜组织可以弥漫性生长也可以局限性增长形成团块
病因	高雌激素持续刺激、泌乳素刺激
病理	子宫弥漫性增大呈球形（一般 <孕 12 周），少数病灶局限性生长形成子宫肌腺瘤，子宫肌层内有岛状分布的异位内膜腺体和间质，异位的内膜不成熟对孕激素无反应，只对雌激素有反应，腺体呈增生期改变

续表

临床表现	1. 逐渐加重的进行性痛经、下腹正中痛、月经量多（一般 > 80ml）、经期延长 2. 子宫均匀增大或局部隆起、质硬、压痛（＋） 3. 影像学检查有一定帮助，可酌情选择，确诊取决于术后的病理学检查
治疗	目前无根治性的有效药物 1. 垂体促性腺激素释放激素 α 缓解症状，停药后复发 2. 症状严重、无生育要求全子宫切除、病灶切除（容易复发）＋子宫动脉栓塞

小结速览

子宫内膜异位症与子宫腺肌病
- 子宫内膜异位症
  - 卵巢型异位症
  - 腹膜型内异症
  - 深部浸润型内异症
  - 其他部位
  - 药物治疗
    - 绝经疗法
    - 假孕疗法
    - 药物性卵巢切除
  - 手术治疗
    - 保留生育功能手术
    - 保留卵巢功能手术
    - 根治性手术
- 子宫腺肌病
  - 子宫弥漫性增大呈球形（一般 < 孕 12 周）
  - 逐渐加重的进行性痛经、月经量多、经期延长
  - 子宫均匀增大或局部隆起、质硬、压痛（＋）

第二十一章 女性生殖器官发育异常

第一节 女性生殖器官的发生

原始生殖细胞发生于胚胎期卵黄囊，迁移至生殖嵴后分化成原始生殖腺。

当确实 Y 染色体上的睾丸决定因子时，原始生殖腺向卵巢分化。

副中肾管为女性生殖道的始基，分化成输卵管、子宫和阴道上段；泌尿生殖窦分化为阴道下段。

外生殖器向雌性分化是胚胎发育的自然规律，不需要雌性激素作用。

第二节 常见女性生殖器官发育异常

一、处女膜闭锁

处女膜闭锁又称无孔处女膜，绝大多数患者至青春期发生周期性下腹坠痛，进行性加剧。

体检	1. 处女膜膨出，表面呈蓝紫色 2. 肛诊可扪及盆腔包块，按压肿块可见处女膜向外膨隆更明显
辅助检查	超声检查可见阴道内有积液

续表

处理方案	手术治疗。先用粗针穿刺处女膜膨隆部，抽出积血后行"X"形切开，检查宫颈是否正常，切除多余的处女膜瓣，修剪处女膜，再用可吸收线缝合切口边缘

二、阴道发育异常

临床表现及体征	1. 先天性无阴道：表现为原发性闭经及性生活困难，子宫发育正常的患者可有周期性下腹痛。检查见无阴道口，偶见短浅阴道盲端 2. 阴道闭锁：患者绝大多数在青春期发生周期性下腹坠痛，进行性加剧，症状与处女膜闭锁相似。但闭锁处黏膜表面色泽正常，亦不向外隆起。肛诊可扪及凸向直肠包块，位置较处女膜闭锁高 3. 阴道纵隔：阴道完全纵隔者无症状，不全纵隔者可有性生活困难，分娩时胎先露下降可能受阻。检查可见阴道被一纵形黏膜壁分为两条纵形通道，完全纵隔下端达阴道口，不全纵隔未达 4. 阴道斜隔综合征：Ⅰ型为无孔斜隔，Ⅱ型为有孔斜隔，Ⅲ型为无孔斜隔合并宫颈瘘管。三型均有痛经，Ⅰ型痛经较重；Ⅱ型月经间期陈旧血淋漓不尽，脓性分泌物有臭味；Ⅲ型经期延长有少量血，可有脓性分泌物。检查阴道壁可及囊性肿物，Ⅰ型肿物较硬，Ⅱ、Ⅲ型肿物张力小，压迫时有陈旧血流出 5. 阴道横隔：不全性横隔分娩时影响胎先露部下降。完全性横隔有原发性闭经伴周期性腹痛，进行性加剧。检查见阴道较短，横隔中部可见小孔。肛诊可及宫颈、宫体。完全性横隔由于经血潴留，可在横隔上方触及块状物
辅助检查	1. 超声检查：有助于了解子宫发育情况，有无宫腔积血及附件肿块。同时应行肾脏超声 2. 染色体：有助于鉴别诊断

续表

处理方案	1. 先天性无阴道可采用模具顶压法或阴道成形术治疗 2. 阴道闭锁与阴道横隔应行手术切除，术后定期扩张阴道或放置模具 3. 阴道纵隔影响性生活或阴道分娩时，应切除纵隔 4. 阴道斜隔需手术切除，术后一般不放置阴道模具

三、宫颈及子宫发育异常

治疗通过手术穿通宫颈，使子宫与阴道相通，若宫颈未发育，行子宫切除术。

临床表现及体征	1. 先天性无子宫常合并无阴道；始基子宫，子宫极小，多数无宫腔或为一实体肌性子宫；幼稚子宫月经稀少，常伴痛经。检查可见子宫体小，宫颈相对较长 2. 单角子宫仅一侧副中肾管正常发育，对侧完全未发育或未形成管道，无症状 3. 残角子宫系一侧副中肾管发育，另一侧中下段发育缺陷。若内膜有功能，宫腔与单角宫腔不通，可出现痛经。残角宫腔积血时可扪及肿块 4. 双子宫为双侧副中肾管未融合。患者多无自觉症状，伴阴道纵隔者可伴有相应症状 5. 双角子宫是双侧副中肾管融合不良所致。一般无症状。检查可扪及宫底部凹陷 6. 纵隔子宫为双侧副中肾管融合后，纵隔吸收受阻所致，依纵隔与宫颈内口的位置关系分为完全纵隔子宫和不全纵隔。一般无症状。纵隔子宫可致不孕
辅助检查	子宫输卵管造影、超声检查、宫腔镜及 MRI 有助于诊断

续表

处理	1. 先天性无子宫、实体性始基子宫可不予处理。有周期性腹痛或宫腔积血的始基子宫需手术切除。幼稚子宫主张雌孕激素序贯周期治疗 2. 单角子宫不予处理，非孕期残角子宫应切除。早、中孕期如诊断明确，应及时切除妊娠的残角子宫。切除残角子宫时应将同侧输卵管切除 3. 双子宫一般不予处理，伴阴道不全纵隔或斜隔应做隔切除术 4. 双角子宫一般不予处理，若反复流产，应行子宫整形术 5. 纵隔子宫影响生育时，应予手术治疗

四、输卵管发育异常

不孕原因之一。

五、卵巢发育异常

①卵巢未发育或发育不良；②副卵巢；③异位卵巢。

第三节　女性性发育异常

女性性发育异常包括一大组疾病，这组疾病患者在性染色体、性腺、外生殖器或性征方面存在一种或多种先天性异常或不一致。按染色体核型分为染色体异常型 DSD、46,XX 型 DSD 和46,XY 型 DSD。

临床病变及处理

第二性征发育正常的性发育异常	性染色体为 XX 型，第二性征发育、卵巢多属正常，但内生殖器发育异常

续表

第二性征发育不全的性发育异常	1. 特纳综合征（最常见的性发育异常）：卵巢不发育伴体格发育异常。身材矮小、第二性征不发育、子宫发育不良及原发性闭经 治疗原则：促进增高、刺激乳房与生殖器发育及预防骨质疏松 2. 46,XY 单纯性腺发育不全：不产生雄激素。患者第二性征发育不全与原发性闭经。妇科检查见发育不良的子宫、输卵管；性腺为条索状或发育不良的睾丸 条索状性腺易发生肿瘤，应尽早切除。外阴性别模糊者可整形为女性外阴
女性男性化的性发育异常	染色体核型为 46,XX 的女性男性化 雄激素过多 ①外源性雄激素过多：母亲早孕期服用雄激素类药物，使染色体核型为 46,XX 的女性胎儿外生殖器男性化 ②先天性肾上腺皮质增生：17α-羟化酶缺乏。酶的缺乏造成肾上腺、皮质激素分泌增加，刺激肾上腺增生，同时也刺激肾上腺皮质分泌大量雄激素，致使女性胎儿外生殖器不同程度男性化

小结速览

女性生殖器官发育异常 { 常见女性生殖器官发育异常 { 处女膜闭锁（无孔处女膜） { 体检 { 处女膜膨，表面呈蓝紫色 / 肛诊可触及盆腔包块 / 超声检查可见阴道内有积液
 处理：手术治疗

女性生殖器官发育异常
- 常见女性生殖器官发育异常
  - 阴道发育异常
    - 临床表现
      - 先天性无阴道、阴道闭锁
      - 阴道纵隔及横隔
      - 阴道斜隔综合征
        - Ⅰ型（无孔斜隔）
        - Ⅱ型（有孔斜隔）
        - Ⅲ型（无孔斜隔合并高颈瘘管）
    - 处理
      - 先天性无阴道：模具顶压法或阴道成形术治疗
      - 阴道闭锁与阴道纵隔：手术切除，术后定期放置模具
      - 阴道斜隔综合征：手术切除，术后一般不放置模具
  - 宫颈及子宫发育异常
    - 临床表现
      - 先天性无子宫常合并无阴道，始基子宫极小
      - 单角子宫仅一侧副中肾管正常发育，对侧完全未发育及未形成管道
      - 残角子宫系一侧副中肾管发育，另一侧中下段发育缺陷
      - 双角子宫是双侧副中肾管融合不良所致
    - 处理
      - 先天性无子宫、始基子宫、双角子宫一般不予处理
      - 纵隔子宫影响生育时，手术治疗
  - 女性性发育异常
    - 第二性征发育不全的性发育异常：最常见的性发育异常是特纳综合征
    - 女性男性化的性发育异常：外源性雄激素过多先天性肾上腺皮质增生

第二十二章　盆底功能障碍性及
生殖器官损伤疾病

- ● **重点**　盆腔器官脱垂分度、临床表现，压力性尿失禁分度
- ○ **难点**　尿瘘检查及治疗，粪瘘治疗
- ★ **考点**　子宫脱垂分度、治疗，压力性尿失禁分度

第一节　盆腔器官脱垂

病因	1. 妊娠、分娩，特别是产钳或胎吸下困难的阴道分娩，盆腔筋膜、韧带和肌肉可能因过度牵拉而被削弱其支撑力量。产后过早参加中体力劳动，将影响盆底组织张力的恢复而发生盆腔器官脱垂 2. 衰老，盆底松弛 3. 咳嗽、腹腔积液、腹型肥胖、持续负重或便秘 4. 医源性原因
分类	阴道前/后壁膨出、膀胱膨出、尿道膨出、直肠膨出、肠疝、子宫脱垂、阴道穹隆脱垂
临床表现	轻症患者一般无症状。重度脱垂韧带筋膜有牵拉，盆腔充血，患者有不同程度的腰骶部酸痛或下坠感，站立过久或劳累后症状明显，卧床休息则症状减轻 1. 阴道前壁膨出常伴有尿频、排尿困难、残余尿增加，部分患者可发生压力性尿失禁，但随着膨出的加重，其压力性尿失禁症状可消失，甚至需要手助压迫阴道前壁帮助排尿，易并发尿路感染

临床表现		2. 阴道后壁膨出常表现为便秘，甚至需要手助压迫阴道后壁帮助排便 3. 外阴肿物脱出后轻者经卧床休息，能自行回纳，重者则不能还纳 4. 暴露在外的宫颈和阴道黏膜长期与衣裤摩擦，可致宫颈和阴道壁发生溃疡而出血，如感染则有脓性分泌物 5. 子宫脱垂不管程度多重一般不影响月经，轻度子宫脱垂也不影响受孕、妊娠和分娩
盆腔器官脱垂分期	0	无脱垂，Aa、Ap、Ba、Bp 均在 −3cm 处，C、D 两点在阴道总长度和阴道总长度 −2cm 之间，即 C 或 D 点量化值 < （TVL − 2）cm
	I	脱垂最远端在处女膜平面上 > 1cm，即量化值 < −1cm
	II	脱垂最远端在处女膜平面上 < 1cm，即量化值 > −1cm，但 < +1cm
	III	脱垂最远端超过处女膜平面 > 1cm，但小于阴道总长度 −2cm，即量化值 > +1cm，但 < （TVL − 2）cm
	IV	下生殖道呈全长外翻，脱垂最远端即宫颈或阴道残端脱垂超过阴道总长度 −2cm，即量化值 > （TVL − 2）cm
分度		我国子宫脱垂分度： I 度轻型：宫颈外口距处女膜缘 < 4cm，未达处女膜缘 I 度重型：宫颈已达处女膜缘，阴道口可见子宫颈 II 度轻型：宫颈脱出阴道口，宫体仍在阴道内 II 度重型：部分宫体脱出阴道口 III 度宫颈与宫体全部脱出阴道口外

续表

分度	阴道前壁膨出中国传统分度为 3 度： Ⅰ度：阴道前壁形成球状物，向下突出，达处女膜缘，但仍在阴道内 Ⅱ度：阴道壁展平或消失，部分阴道前壁突出于阴道口外 Ⅲ度：阴道前壁全部突出于阴道口外
	阴道后壁膨出中国传统分度为 3 度： Ⅰ度：阴道后壁达处女膜缘，但仍在阴道内 Ⅱ度：阴道后壁部分脱出阴道口 Ⅲ度：阴道后壁全部脱出阴道口外
治疗	1. 肛提肌锻炼＋补中益气汤 2. 子宫托：直径大于尿生殖膈裂孔横径，可以呈托子宫和阴道壁，并使其维持在阴道内而不脱出。月经期和妊娠期禁用，白天使用夜间取出 3. 手术治疗：合并压力性尿失禁患者应同时行膀胱颈悬吊手术或阴道无张力尿道悬带吊术。手术分封闭手术和重建手术 4. LeFort 手术：阴道纵隔成形术，术后失去性交功能 5. 盆底重建手术：子宫/阴道骶前固定术、骶棘韧带固定术、高位骶韧带悬吊术和经阴道植入网片盆底重建手术

第二节　压力性尿失禁

| 病因 | 1. 90%为解剖型压力性尿失禁，为盆底组织松弛引起
2. 不足 10%为尿道内括约肌障碍型，先天发育所致 |
| 临床表现 | 典型症状：腹压增加下不自主溢尿 |

续表

分度	Ⅰ度尿失禁：只要发生在剧烈压力下，如咳嗽、慢跑 Ⅱ度尿失禁：发生在中度压力下，如快速运动 Ⅲ度尿失禁：发生在轻度压力下，如站立时，但患者在仰卧时可控制尿液
治疗	1. 非手术治疗：盆底肌肉锻炼，盆底电刺激，膀胱训练，α-肾上腺素能激动剂 2. 手术治疗：耻骨后膀胱尿道悬吊术，阴道无张力尿道中段悬吊带术

第三节　生殖道瘘

生殖器官与其毗邻器官之间形成异常通道称为生殖道瘘。

一、尿瘘

生殖道和泌尿道之间有异常通道，尿液自阴道排出不能控制，最多见膀胱阴道瘘。

病因	1. 产伤：难产处理不当导致，坏死型尿瘘由于阴道前壁、膀胱、尿道被挤压在胎头和耻骨联合之间导致组织坏死脱落，创伤型尿瘘由于产科操作不规范 2. 妇科手术损伤
临床表现	1. 漏尿：尿液不能控制自阴道流出，瘘位置较高者只有在平卧位才漏尿，瘘孔较小者只有在膀胱张力大时才漏尿，单侧输尿管阴道瘘者可以同时存在自主排尿和漏尿 2. 外阴瘙痒、灼烧痛，外阴呈皮炎改变 3. 尿路感染

辅助检查	1. 亚甲蓝试验：300ml 亚甲蓝溶液注入膀胱，若蓝色液体经阴道壁小孔流出为膀胱阴道瘘，自宫颈口流出为膀胱宫颈瘘或膀胱子宫瘘，无蓝色液体流出为输尿管阴道瘘 2. 靛胭脂试验：静脉推注靛胭脂 5ml，5～10 分钟见蓝色液体从阴道顶端流出者为输尿管阴道瘘
治疗	1. 直接损伤的尿瘘应尽早手术修补，其他原因导致者应等 3 个月水肿消退、局部血液供应恢复后再手术，首选经阴道手术 2. 术前排除尿路感染，术后抗生素使用到尿管拔除 3. 闭经和绝经者可口服雌激素促进阴道上皮增生，利于愈合 4. 小的瘘孔放置 D-J 管，放置输卵管导管者，术后留置 3 个月

二、粪瘘

肠道和生殖道之间形成的异常通道，最多见的是直肠阴道瘘。

病因	1. 产伤　胎头长期压迫导致直肠黏膜坏死、难产手术粗暴操作、Ⅲ度会阴裂伤 2. 盆腔手术损伤 3. 先天畸形
临床表现	阴道内排粪便，瘘孔大的成形粪便可经阴道排出，瘘孔小者可有气体和稀便排出
治疗	1. 手术损伤者立即修补，坏死性粪瘘待 3～6 个月后再修补，先天性粪瘘应在 15 岁左右月经来潮后手术 2. 术前严格肠道准备，同时口服抗生素，术后 5～7 日逐渐进水过渡饮食

小结速览

盆底功能障碍性及生殖器官损伤

- 盆腔器官脱垂
  - 阴道前壁膨出
    - Ⅰ 向下突出到达处女膜缘，仍然在阴道口内
    - Ⅱ 部分阴道前壁突出于阴道口外
    - Ⅲ 阴道前壁全部突出于阴道口外
  - 阴道后壁膨出
    - Ⅰ 阴道后壁向下突出到达处女膜缘，仍然在阴道口内
    - Ⅱ 部分阴道后壁突出于阴道口外
    - Ⅲ 阴道后壁全部突出于阴道口外
  - 子宫脱垂
    - Ⅰ 度 轻型：宫颈口距离处女膜 <4cm
    - 重型：宫颈口达到处女膜
    - Ⅱ 度 轻型：宫颈口出阴道、宫体在阴道内
    - 重型：部分宫体出阴道
    - Ⅲ 度：宫体全部出阴道

- 压力性尿失禁
  - Ⅰ 度尿失禁：只要发生在剧烈压力下，如咳嗽，慢跑
  - Ⅱ 度尿失禁：发生在中度压力下，如快速运动
  - Ⅲ 度尿失禁：发生在轻度压力下，如站立时，但患者在仰卧时可控制尿液

- 生殖道瘘
  - 尿瘘
    - 亚甲蓝试验 300ml
    - 靛胭脂试验 5ml
  - 粪瘘
    - 产伤
    - 盆腔手术损伤
    - 先天畸形

第二十三章　外阴肿瘤

第一节　外阴良性肿瘤

较少见，包括上皮来源和中胚叶来源两类。

确诊靠组织学诊断，治疗多采用局部肿瘤切除。

外阴乳头瘤	上皮增生为主，若有恶变应及时扩大手术范围
汗腺瘤	汗腺上皮增生，一般良性，极少恶变
纤维瘤	成纤维细胞增生，沿肿瘤根部切除
平滑肌瘤	肌瘤切除术

第二节　外阴鳞状上皮内病变

（1）多见于45岁左右妇女，仅2%~4%发展为浸润癌。

（2）绝大部分患者伴有人乳头瘤病毒16型感染。

（3）表现为瘙痒、灼烧感，可疑病例做多点活检确诊（采用局部涂抹3%~5%醋酸或1%甲苯胺蓝），无明显病灶时在血管不典型处取材可提高阳性率。

（4）低级别鳞状上皮内病变（LSIL）　若无明显症状可暂不予治疗，定期随访。有症状者，可选择局部用药，如咪喹莫特软膏、5-氟尿嘧啶软膏、1%西多福韦。激光治疗适用于病灶广泛的年轻患者。

（5）高级别鳞状上皮内病变（HSIL）　病灶局限的病变可采用病灶局部表浅切除术，切缘超过病灶外至少0.5cm。较大融合型病灶或病变较广泛或为多灶性，尤其疑为浸润癌时，可考虑行外阴皮肤切除术。病变累及阴蒂周围或肛周可采用 CO_2 激光消融术。

（6）分化型外阴上皮内瘤变 由于病变会迅速发展为浸润癌，需彻底切除病灶，老年、病灶广泛的患者可采用单纯外阴切除术，手术切除范围包括外阴皮肤及部分皮下组织，不切除会阴筋膜。合并外阴浸润癌者，则按外阴癌处理。

第三节 外阴恶性肿瘤

以鳞状细胞癌最常见，确诊依靠组织学检查。

外阴鳞状细胞癌治疗以手术为主，辅以放疗及化疗。早期患者尽量缩小手术范围。

外阴黑色素瘤恶性程度高，采用手术为主的综合治疗。

外阴基底细胞癌为低度恶性肿瘤，治疗以局部病灶切除为主。

小结速览

外阴肿瘤
- 外阴良性肿瘤
  - 外阴乳头瘤、汗腺瘤
  - 纤维瘤、平滑肌瘤
- 外阴鳞状上皮内病变
  - 低级别：若无明显症状可暂不予治疗，定期随访
  - 高级别
    - 病灶局限的病变：局部表浅切除术
    - 疑为浸润癌：外阴皮肤切除术
    - 病变累计阴蒂周围或肛周：激光消融术
- 外阴恶性肿瘤
  - 鳞状细胞癌：最常见，确诊依靠组织学检查
  - 外阴鳞状细胞癌：手术为主，辅以化疗及放疗
  - 外阴黑色素瘤：恶性程度高，手术为主的综合治疗
  - 外阴基底细胞癌：低度恶性肿瘤，局部病灶切除为主

第二十四章 子宫颈肿瘤

- ● **重点** 子宫颈鳞状上皮内病变治疗，子宫颈癌临床表现
  及治疗
- ○ **难点** 子宫颈癌病理变化、分期
- ★ **考点** 子宫颈癌临床表现及治疗

第一节 子宫颈鳞状上皮内病变

宫颈上皮内瘤变（SIL）是与子宫颈浸润癌相关的一组癌前病变，反映宫颈癌发生发展中的连续过程。一种由于病毒诱发，常自然消退，很少发展为浸润癌；另一种由多种因素诱发（包括病毒），可能发展为浸润癌。

病因	与人乳头瘤病毒感染、多个性伴侣、吸烟、性生活过早（＜16岁）、性传播疾病、经济状况低下、口服避孕药和免疫抑制等因素相关
临床表现	无特殊症状，偶有阴道排液增多，可有接触性出血
诊断	1. 子宫颈细胞学检查：在性生活开始3年后开始，或21岁以后开始，并定期复查，若发现异常细胞应做阴道镜进一步明确诊断 2. 阴道镜检查：可了解病变区血管情况提高活检阳性率，同时要刮取子宫颈管内组织活检 3. 子宫颈活检：是确诊子宫颈鳞状上皮内病变的可靠方法

治疗	1. LSIL：约60%会自然消退。细胞学为HSIL、阴道镜检查充分者可采用冷冻和激光等消融治疗；若阴道镜检查不充分或不能排除HSIL或ECC阳性者采用子宫颈锥切术 2. HSIL：可发展为浸润癌。阴道镜检查充分者可用子宫颈锥切术或消融治疗；阴道镜检查不充分者宜采用子宫颈锥切术，包括LEEP和冷刀锥切术。经子宫颈锥切确诊、年龄较大、无生育要求、合并有其他妇科良性疾病手术指征的HSIL也可行筋膜外全子宫切除术

第二节 子宫颈癌

发病因素	同"子宫颈鳞状上皮内病变"
组织发生和发展	SIL形成后继续发展，突破上皮下基底膜，浸润间质，形成子宫颈浸润癌
病理	浸润性鳞癌：占子宫颈癌的75%~80% 1. 巨检：早期浸润癌类似子宫颈糜烂 1）外生型：息肉样、乳头样、菜花样生长，组织脆、易出血，多累及阴道 2）内生型：子宫颈肥大变硬呈桶状，常累及宫旁组织 3）溃疡型：上述两型合并感染，组织坏死脱落后形成，多为晚期 4）颈管型：病灶发生于子宫颈管内 2. 镜下： 1）微小浸润性：小滴状、锯齿状癌细胞团突破基底膜，浸润间质 2）浸润性：①角化型，角化珠，细胞间桥。②非角化型，细胞异型性明显，核分裂象多见腺癌：占子宫颈癌的20%~25% 1. 巨检：来自子宫颈管内，浸润管壁；或自子宫颈管内向子宫颈外口突出生长；常可侵犯宫旁组织；病灶向子宫颈管内生长时，子宫颈外观可正常，但因子宫颈管膨大，形如桶状 2. 镜下：普通型宫颈腺癌、黏液性腺癌

续表

转移途径	1. **直接蔓延**：向下累及阴道壁、向上累及宫颈管和宫腔、两侧可累及子宫颈旁组织直到盆壁，晚期可累及直肠、膀胱、输尿管 2. **淋巴转移**：1 级包括子宫旁、闭孔、髂内、髂外、髂总、骶前淋巴结，2 级包括腹主动脉旁淋巴结 3. **血行转移**：极少见，晚期可转移至肺、肝或骨骼	
分期	**Ⅰ 期**：肿瘤局限在子宫颈（扩展至宫体应被忽略） **Ⅰ A**：镜下浸润癌（所有肉眼可见的病灶，包括表浅浸润，均为 B 期），深度 < 5mm，宽度 ≤7mm **Ⅰ A1**：间质浸润深度 ≤3mm，宽度 ≤7mm **Ⅰ A2**：间质浸润深度 > 3mm 且 < 5mm，宽度 ≤7mm **Ⅰ B**：肉眼可见癌灶局限于子宫颈，或者镜下病灶 > Ⅰ A **Ⅰ B1**：肉眼可见癌灶 ≤4cm **Ⅰ B2**：肉眼可见癌灶 > 4cm	**Ⅱ 期**：瘤超越子宫，但未达骨盆壁或未达阴道下 1/3 **Ⅱ A**：肿肿瘤侵犯阴道上 2/3，无明显宫旁浸润 **Ⅱ A1**：肉眼可见癌灶 <4cm **Ⅱ A2**：肉眼可见癌灶 >4cm **Ⅱ B**：有明显宫旁浸润，但未达到盆壁
	Ⅲ 期：病变累及盆壁、浸润阴道达到下 1/3、肾盂积水 **Ⅲ A**：只累及阴道下 1/3，没有累及盆壁 **Ⅲ B**：累及盆壁或肾盂积水、肾无功能	**Ⅳ 期**：累及膀胱、直肠黏膜、病变超越真骨盆 **Ⅳ A**：侵犯邻近的盆腔器官 **Ⅳ B**：远处转移

续表

临床表现	症状
	1. 阴道出血：早期接触后出血（性交后、检查后）。晚期不规则阴道流血
	2. 阴道排液：白色或血水样，稀薄如水或米泔状，有腥臭味。晚期坏死组织感染可有大量泔水样或脓性恶臭样白带
	3. 晚期侵犯表现：尿频、尿急、便秘、下肢肿胀、疼痛、肾积水
	体征
	1. 微小浸润癌可无明显病灶，子宫颈光滑或糜烂样改变
	2. 外生型子宫颈癌可无息肉状、菜花状赘生物，常伴感染，质脆易出血
	3. 内生型表现为子宫颈肥大、质硬、颈管膨大
	4. 晚期癌组织坏死脱落，形成溃疡或空洞伴恶臭
	5. 阴道壁受累可见赘生物生长或阴道壁变硬
	6. 宫旁组织受累，双合诊、三合诊检查可扪及颈旁组织增厚、结节状、质硬或形成冰冻骨盆状

治疗	手术
	1. 适合于ⅠA期~ⅡA的患者
	2. ⅠA1：单纯子宫切除术、要求保留生育者可宫颈锥切
	3. ⅠA2：改良广泛性子宫切除术＋盆腔淋巴结清扫
	4. ⅠB-ⅡA：广泛性子宫切除术＋盆腔淋巴结清扫
	放疗
	1. 根治性放疗：适用于部分ⅠB2期和ⅡA2期和ⅡB~ⅣA期患者和全身情况不适宜手术的ⅠA1~ⅠB/ⅡA1期患者
	2. 辅助放疗：适用于手术后病理检查发现有中、高危因素的患者
	3. 姑息性放疗：适用于晚期患者局部减瘤放疗或对转移病灶姑息放疗
	化疗
	1. 用于晚期局部大病灶，或复发患者手术、放疗前的治疗
	2. 鳞癌使用BVP（博来霉素、长春新碱、顺铂）
	3. 除了ⅣB以外的患者，治疗目标是治愈

续表

预后	与临床期别、病理类型等密切相关，有淋巴结转移者预后差
子宫颈癌合并妊娠	1. 对于要求维持妊娠者，妊娠 20 周前经锥切确诊的ⅠA1 期可以延迟治疗，一般不影响预后，其中锥切切缘阴性可延迟到产后治疗 2. 妊娠 20 周前诊断的ⅠA2 期及其以上患者应终止妊娠并立即接受治疗 3. 妊娠 28 周后诊断的各期子宫颈癌可以延迟至胎儿成熟再行治疗 4. 对于妊娠 20~28 周诊断的患者，根据患者及家属的意愿采用延迟治疗或终止妊娠立即接受治疗 5. ⅠB2 期及以上期别决定延迟治疗者，建议采用新辅助化疗来延缓疾病进展。在延迟治疗期间，应密切观察病情，如肿瘤进展，应及时终止妊娠。除ⅠA1 期外，延迟治疗应在妊娠 34 周前终止妊娠。分娩方式一般采用子宫体部剖宫产

小结速览

子宫颈肿瘤 — 子宫颈鳞状上皮内病变

临床表现：无特殊症状，偶有阴道排液增多，可有接触性出血

诊断：
- 子宫颈细胞学检查：在性生活开始 3 年后开始，或 21 岁以后开始
- 阴道镜检查：可了解病区血管情况提高活检阳性率
- 子宫颈活检：是确认子宫颈鳞状上皮内病变的可靠方法

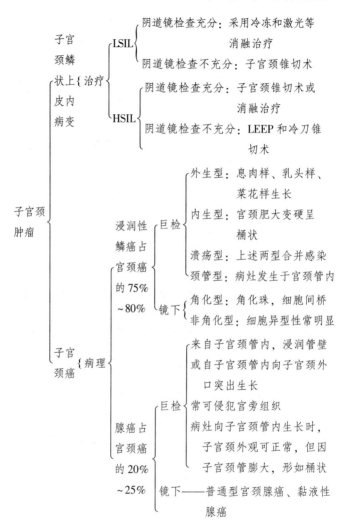

子宫颈肿瘤
- 子宫颈鳞状上皮内病变
  - 治疗
    - LSIL
      - 阴道镜检查充分：采用冷冻和激光等消融治疗
      - 阴道镜检查不充分：子宫颈锥切术
    - HSIL
      - 阴道镜检查充分：子宫颈锥切术或消融治疗
      - 阴道镜检查不充分：LEEP 和冷刀锥切术
- 子宫颈癌
  - 病理
    - 浸润性鳞癌占宫颈癌的 75%~80%
      - 巨检
        - 外生型：息肉样、乳头样、菜花样生长
        - 内生型：宫颈肥大变硬呈桶状
        - 溃疡型：上述两型合并感染
        - 颈管型：病灶发生于宫颈管内
      - 镜下
        - 角化型：角化珠，细胞间桥
        - 非角化型：细胞异型性常明显
    - 腺癌占宫颈癌的 20%~25%
      - 巨检
        - 来自子宫颈管内，浸润管壁或自子宫颈管内向子宫颈外口突出生长
        - 常可侵犯宫旁组织
        - 病灶向子宫颈管内生长时，子宫颈外观可正常，但因子宫颈管膨大，形如桶状
      - 镜下——普通型宫颈腺癌、黏液性腺癌

子宫颈肿瘤 {子宫颈癌}

临床表现
- 症状
  - 阴道出血：早期接触后出血（性交后、检查后）。晚期不规则阴道流血
  - 阴道排液：白色或水样、稀薄如水或米泔状、有腥臭味
  - 晚期侵犯表现：尿频、尿急、便秘、下肢肿胀、疼痛、肾积水
- 体征
  - 微小浸润癌可无明显病灶
  - 外生型宫颈癌可无息肉状、菜花状赘生物
  - 内生型表现为子宫颈肥大、质硬，颈管膨大
  - 晚期癌组织坏死脱落，形成溃疡或空洞伴恶臭
  - 阴道壁受累可见赘生物生长或阴道壁变硬
  - 宫旁组织受累，双合诊、三合诊检查可扪及颈旁组织增厚、结节状、质硬或形成冰冻骨盆状

治疗
- 手术——适合于 I A 期 ~ II A 的患者
- 放疗
  - 根治性放疗
  - 辅助放疗
  - 姑息性放疗
- 化疗——用于晚期局部大病灶或复发患者手术、放疗前的治疗

第二十五章 子宫肿瘤

● **重点** 子宫肌瘤临床表现及治疗，子宫内膜癌临床表现

○ **难点** 子宫肌瘤的肌瘤变性，子宫内膜癌病理变化及分期，子宫肉瘤分类及分期

★ **考点** 子宫肌瘤临床表现及治疗，子宫内膜癌临床表现及治疗

第一节 子宫肌瘤

病因	具体机制不清，多见于生育年龄，青春期少见，绝经后肌瘤萎缩。可能与女性激素有关 1. 雌激素：肌瘤生长的主要促进因素，肌瘤局部组织对激素有高敏感性 2. 孕激素：促进肌瘤增殖 3. 生长因子：表皮生长因子、胰岛素样生长因子
分类	部位：宫体肌瘤 90%、宫颈肌瘤 10% 与肌层的关系 1. 浆膜下：20%，血供不足可导致变性坏死、蒂扭转断裂脱落，若肌瘤位于宫体两侧壁向宫旁生长突出于阔韧带两层之间称为阔韧带肌瘤。子宫增大、外形不规则 2. 黏膜下：10%~15%，宫腔内生长如异物引起子宫收缩，可被挤出宫颈口外而突入道 3. 肌壁间：60%~70%

肌瘤变性	1. 玻璃样变：最常见，肌瘤组织部分水肿变软，切面为均匀透明样物质 2. 囊性变：玻璃样变后坏死液化而形成多个囊腔 3. 红色样变：多见于妊娠期和产褥期。急性腹痛、发热、肌瘤迅速增大、压痛，肌瘤剖面为暗红色、有腥臭味、质软 4. 肉瘤样变：仅为 0.4% ~ 0.8%，多见于肌壁间肌瘤，肌瘤迅速增大，伴有阴道流血 5. 钙化：多见于蒂部细小、血供不足的浆膜下肌瘤以及绝经后妇女的肌瘤
临床表现	与肌瘤生长部位和是否变性及大小相关 1. 经期延长、经量增加：多见于大的肌壁间肌瘤、黏膜下肌瘤，影响子宫收缩而易出血，可导致继发贫血 2. 压迫症状：尿频、尿急、排尿困难、尿潴留、便秘、下腹坠胀 3. 不孕、流产 4. 下腹包块，浆膜下肌瘤更容易扪及 5. 妇科检查：子宫增大、表面不规则单个或多个结节或包块状突起，单个实质性球状肿块与子宫相连
辅助检查	B 超可以明确诊断，并与其他盆腔包块鉴别
治疗	观察：无症状、近绝经者 药物治疗 1. 适用于症状轻、近绝经年龄或全身情况不宜手术者 2. 促性腺激素释放激素类似物（CnRH－a）：采用大剂量连续或长期非脉冲式给药，可抑制 FSH 和 LH 分泌，以缓解症状并抑制肌瘤生长使其萎缩，但停药后又逐渐增大。用药后可引起绝经综合征，长期使用可引起骨质疏松等副作用故不推荐长期用药。应用指征：①缩小肌瘤以利于妊娠；②术前用药控制症状、纠正贫血；③术前用药缩小肌瘤，降低手术难度，或使经阴道或腹腔镜手术成为可能；④对近绝经妇女，提前过渡到自然绝经，避免手术。一般应用长效制剂，每月 1 次 3. RU486（米非司酮）：对抗孕激素的功能

续表

手术治疗	1. 子宫切除术：适用于希望保留生育功能的患者，包括肌瘤经腹剥除、黏膜下肌瘤和突向宫腔的肌壁间肌瘤宫腔镜下切除及突入阴道的黏膜下肌瘤阴道内摘除。术后有残留或复发可能 2. 肌瘤切除术：不要求保留生育功能或疑有恶变者，可行子宫切除术，包括全子宫切除和次全子宫切除。术前应行宫颈细胞学检查，排除子宫颈鳞状上皮内病变或子宫颈癌。发生于围绝经期的子宫肌瘤要注意排除合并子宫内膜癌
妊娠合并子宫肌瘤	1. 黏膜下肌瘤可影响受精卵着床导致早期流产，肌壁间肌瘤过大因机械压迫、宫腔变形或内膜供血不足也可导致流产。妊娠后期胎位异常、胎盘低置或前置、产道梗阻时需剖宫产。容易产后出血 2. 出现红色样变时保守治疗

第二节　子宫内膜癌

概述	子宫内膜癌指发生于子宫内膜的一组上皮性恶性肿瘤，以来源于子宫内膜腺体的腺癌最多见
发病机制	病因不十分清楚。通常将子宫内膜癌分为两种类型 Ⅰ型雌激素依赖型：多见，患者较年轻，常伴有肥胖、高血压、糖尿病、不孕或不育及绝经延迟，或伴有无排卵性疾病、功能性卵巢肿瘤、长期服用单一雌激素或他莫昔芬等病史，肿瘤分化较好，雌、孕激素受体阳性率高预后好 其发生可能是在无孕激素拮抗的雌激素长期作用下，发生子宫内膜增生（不伴有不典型的增生和不典型增生，前者属良性病变，后者属癌前病变，有可能发展为癌）、不典型增生，继而癌变。 Ⅱ型非雌激素依赖型：少见。多见于老年妇女，在癌灶周围可以是萎缩的子宫内膜，肿瘤恶性度高，分化差，雌、孕激素受体多呈阴性或低表达，预后不良

病理学	大体：各种类型的内膜癌大体表现相同 1. 局灶型：多见于宫底和宫角，浸润肌层 2. 弥散型：面积广泛，少有肌层浸润
	镜下 1. 内膜样癌：80%~90%，分为高中低分化3类 2. 浆液性癌：1%~9%，恶性度高，容易有深肌层侵犯、腹腔和远处播散，预后极差 3. 黏液性癌：分化好，预后同内膜样癌 4. 癌肉瘤：恶性程度高，容易转移
转移途径	大多生长缓慢，长时间局限于宫腔内 1. 直接蔓延：向上可沿子宫角延伸到输卵管，向下累及宫颈管和阴道，向外穿透肌层可累及输卵管和卵巢或种植于盆腹膜、直肠子宫凹陷和大网膜 2. 淋巴转移：主要转移途径，转移方向与肿瘤部位有关
临床表现	1. 阴道流血：绝经后阴道流血（主要表现）、围绝经期月经紊乱、青年女性月经过多或紊乱 2. 阴道排液：血性或浆液性，合并感染脓血性、恶臭 3. 下腹疼痛及其他：若肿瘤累及宫颈内口，可引起宫腔积脓，出现下腹胀痛及痉挛样疼痛。肿瘤浸润子宫周围组织或压迫神经可引起下腹及腰骶部疼痛。晚期可出现贫血、消瘦及恶病质等相应症状
辅助检查	确诊需要病理学检查，绝经后阴道流血（主要表现）、围绝经期月经紊乱、青年女性月经过多或紊乱，有高危因素者都要分段诊刮 1. 分段诊刮：了解宫腔和宫颈情况。组织学检查是确诊依据 2. 经阴道B超：子宫增大、腔内实质不均回声、内膜线不连续，内膜厚度、肌层内回声紊乱区 3. 宫腔镜：直视下诊断，活检提高诊断率 4. 血CA125：子宫外转移的升高

鉴别诊断	萎缩性阴道炎、子宫黏膜下肌瘤或内膜息肉、内生型子宫颈癌、子宫肉瘤及输卵管癌	
手术病理分期	Ⅰ期：癌局限在子宫体 ⅠA：浸润深度<1/2肌层 ⅠB：浸润深度≥1/2肌层	Ⅱ期：侵犯宫颈间质，但无宫体外蔓延
	Ⅲ期：肿瘤局部和（或）区域扩散 　ⅢA：累及浆膜和（或）附件 　ⅢB：累及阴道和（或）宫旁组织 　ⅢC：盆腔淋巴结和（或）腹主动脉淋巴结转移	Ⅳ期：累及膀胱和（或）直肠和（或）远处转移 　ⅣA：累及直肠黏膜和（或）膀胱 　ⅣB：远处转移
治疗	手术 1. 步骤包括：①留取腹腔积液或盆腔冲洗液，行细胞学检查；②全面探查盆腹腔，对可疑病变取样送病理检查；③切除子宫及双侧附件，术中常规剖检子宫标本，必要时行冰冻切片检查，以确定肌层侵犯程度；④切除盆腔及腹主动脉旁淋巴结 2. 切除的标本应常规进行病理学检查，癌组织还应行雌、孕激素受体检测，作为术后选用辅助治疗的依据 3. 病变侵犯宫颈间质者行改良广泛性子宫切除＋双附件切除＋盆腔淋巴结和腹主动脉淋巴结清扫 放疗 1. 放疗联合手术：Ⅱ期、ⅢC和伴有高危因素的Ⅰ期（深肌层浸润、G3）患者，术后应辅助放疗，可降低局部复发，改善无瘤生存期。对Ⅲ期和Ⅳ期病例，通过手术、放疗和化疗联合应用，可提高疗效 2. 单纯放疗：只用于有手术禁忌或无法切除的晚期患者	

续表

治疗	药物治疗 1. 孕激素可用于孕激素受体 PR 阳性者，高效、大剂量、长期使用 2. 他莫昔芬为非甾体类抗雌激素药物，也有弱雌激素作用，可以与雌激素竞争受体，也可以提高 PR（孕激素受体）数量，常与孕激素合用 3. 化疗适用于晚期或复发患者

第三节　子宫肉瘤

概述	主要来源于子宫肌层、肌层内结缔组织和内膜间质，也可继发于子宫平滑肌瘤。多见于 40～60 岁以上妇女。恶性程度高
分类	1. 子宫平滑肌肉瘤：原发性肉瘤呈弥漫性生长，与子宫壁之间无明显界限，无包膜。继发性很少见 2. 子宫内膜间质肉瘤：低级别大体见肿瘤呈息肉状或结节状，突向宫腔或侵及肌层，边界欠清，复发迟，平均 5 年。高级别大体见宫壁有多发性息肉状赘生物，侵入宫腔。未分化大体见侵入宫腔内息肉状肿块，伴有出血坏死，恶性程度高，预后差。 3. 腺肉瘤：多见于绝经后妇女，呈息肉样生长，切面呈灰红色，伴出血坏死
临床分期	Ⅰ期：肿瘤局限于子宫体；Ⅱ期：肿瘤侵及盆腔；Ⅲ期：肿瘤侵及盆腔内组织；Ⅳ期：膀胱和（或）直肠或有远处转移
临床表现	1. 不规则阴道出血：最多见 2. 腹痛：子宫迅速增大或瘤内出血、坏死、子宫肌壁破裂导致 3. 腹部包块：可压迫盆内器官导致尿频、尿急、尿潴留、大便困难 4. 阴道恶臭分泌物：宫颈肉瘤或肿瘤自宫腔脱垂到阴道

治疗	手术为主 1. Ⅰ期和Ⅱ期行筋膜外子宫及双侧附件切除术 2. 术后化疗或放疗可提高疗效 3. Ⅲ期及Ⅳ期应考虑手术、放疗和化疗综合治疗 4. 低级别子宫内膜间质肉瘤孕激素受体大剂量孕激素治疗有一定效果
预后	5年生存率20%～60%，继发性子宫平滑肌肉瘤和低度恶性子宫内膜间质肉瘤预后较好，高度恶性子宫内膜间质肉瘤和未分化子宫肉瘤预后差，葡萄状肉瘤和淋巴肉瘤预后极差

小结速览

子宫肿瘤 ── 子宫肿瘤

分类：
- 浆膜下 20%
- 黏膜下 10%～15%
- 肌壁间 60%～70%

肌瘤变性：
- 玻璃样变：最常见
- 囊性变：玻璃样变后坏死液化而形成多个囊腔
- 红色样变：仅为 0.4%～0.8%
- 钙化：多见于蒂部细小、血供不足的浆膜下肌瘤以及绝经后妇女的肌瘤

临床表现：
- 经期延长、经量增加
- 不孕、流产
- 下腹包块
- 子宫增大、表面不规则单个或多个结节或包块状突起

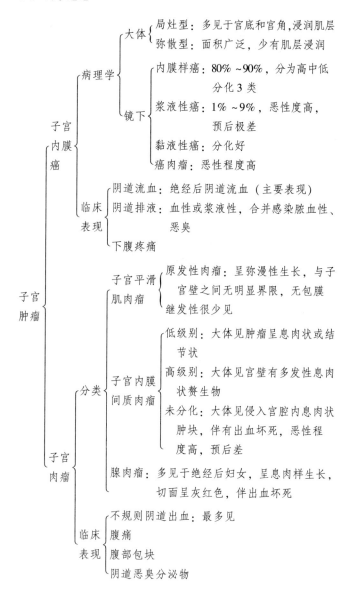

子宫肿瘤
- 子宫内膜癌
  - 病理学
    - 大体
      - 局灶型：多见于宫底和宫角，浸润肌层
      - 弥散型：面积广泛，少有肌层浸润
    - 镜下
      - 内膜样癌：80%～90%，分为高中低分化 3 类
      - 浆液性癌：1%～9%，恶性度高，预后极差
      - 黏液性癌：分化好
      - 癌肉瘤：恶性程度高
  - 临床表现
    - 阴道流血：绝经后阴道流血（主要表现）
    - 阴道排液：血性或浆液性，合并感染脓血性、恶臭
    - 下腹疼痛
- 子宫肉瘤
  - 分类
    - 子宫平滑肌肉瘤
      - 原发性肉瘤：呈弥漫性生长，与子宫壁之间无明显界限，无包膜
      - 继发性很少见
    - 子宫内膜间质肉瘤
      - 低级别：大体见肿瘤呈息肉状或结节状
      - 高级别：大体见宫壁有多发性息肉状赘生物
      - 未分化：大体见侵入宫腔内息肉状肿块，伴有出血坏死，恶性程度高，预后差
    - 腺肉瘤：多见于绝经后妇女，呈息肉样生长，切面呈灰红色，伴出血坏死
  - 临床表现
    - 不规则阴道出血：最多见
    - 腹痛
    - 腹部包块
    - 阴道恶臭分泌物

第二十六章 卵巢肿瘤、输卵管肿瘤及原发性腹膜癌

- ● **重点** 卵巢上皮性肿瘤分类及治疗，卵巢良恶性肿瘤区别，卵巢非上皮性肿瘤分类
- ○ **难点** 卵巢肿瘤概述手术病理分期
- ★ **考点** 卵巢上皮性肿瘤分类及治疗，卵巢良恶性肿瘤区别

第一节 卵巢肿瘤概论

组织学分类	1. 上皮性肿瘤：50%～70%，分为浆液性肿瘤、黏液性肿瘤、子宫内膜样肿瘤、移行细胞、透明细胞 2. 生殖细胞肿瘤：20%～40% 3. 性索间质肿瘤：5%～8%，来源于原始性索及间叶组织 4. 恶性转移肿瘤：原发部位多为胃肠道、乳腺和生殖器官
手术病理分期	Ⅰ期：病变局限于卵巢或输卵管 　ⅠA：一侧、包膜完整、表面无瘤、腹腔冲洗液（－） 　ⅠB：两侧、包膜完整、表面无瘤、腹腔冲洗液（－） 　ⅠC：不论单双侧，只要包膜破裂或表面有瘤或腹腔冲洗液（＋）

续表

手术病理分期	Ⅱ期：瘤累及单侧或双侧卵巢并有盆腔内扩散（在骨盆入口平面以下）或原发性腹膜癌 　Ⅱ A：肿瘤蔓延或种植到子宫和（或）输卵管和（或）卵巢 　Ⅱ B：肿瘤蔓延至其他盆腔内组织
	Ⅲ期：肿瘤累及单侧或双侧卵巢输卵管或原发性腹膜癌，伴有细胞学或组织学证实的盆腔外腹膜转移或证实存在腹膜后淋巴结转移 　Ⅲ A1：仅有腹膜后淋巴结转移（细胞学或组织学证实） 　Ⅲ B：肉眼盆腔外腹膜转移病灶最大直径≤2cm，伴或不伴腹膜后淋巴结转移 　Ⅲ C：肉眼盆腔外腹膜转移，病灶最大直径 > 2cm，伴或不伴腹膜后淋巴结转移（包括肿瘤蔓延至肝包膜和脾，但未转移到脏器实质）
	Ⅳ期：远处转移（胸水有癌细胞、肝实质转移）
临床表现	良性肿瘤：腹胀、腹部扪及边界清晰的肿块、压迫症状（尿频、便秘、气短）。妇科查体扪及子宫一侧或两侧球形、囊性、光滑、活动、无粘连的肿物
	恶性肿瘤：晚期主要症状为腹胀、腹部肿块、腹腔积液及其他消化道症状；部分患者可有消瘦、贫血等恶病质表现；功能性肿瘤可出现不规则阴道流血或绝经后出血
并发症	蒂扭转：好发于蒂长、中等大、活动度好、偏心者，蒂包括输卵管、骨盆漏斗韧带、卵巢固有韧带。突发一侧下腹剧痛，伴恶心、呕吐，肿物张力大，压痛以瘤蒂部最明显，有时不全扭转可自行复位、腹痛缓解。一旦诊断行手术切除肿瘤
	破裂：外伤性破裂和自发性破裂两种，症状取决于破裂口大小和流入腹腔的囊液的性质，应立即剖腹探查

并发症	感染：多继发于扭转或破裂后，先抗生素再手术，感染短期不能控制者立即手术
	恶变：肿瘤迅速生长尤其双侧性，应考虑有恶变可能，并应尽早手术
辅助检查	1. 细胞学检查：腹腔积液或冲洗液、胸腔积液找瘤细胞 2. B超：可根据肿块的囊性或实性、囊内有无乳头等判断肿块性质，诊断符合率 > 90% 3. 腹腔镜：可活检、吸取腹腔积液查瘤细胞 4. 肿瘤标志物 （1）80% 患者 CA125 升高 （2）血清 AFP：对卵巢卵黄囊瘤有特异性诊断价值 （3）血清 hCG：对非妊娠性绒癌有特异性 （3）性激素：卵巢颗粒细胞瘤、卵泡膜细胞瘤产生较高水平雌激素，而浆液性黏液性囊腺瘤或勃勒纳瘤有时也可分泌一定量雌激素 （4）血清 HE4：与 CA125 联合应用来判断盆腔肿块的良、恶性
治疗	手术：良性肿瘤可在腹腔镜下手术，而恶性肿瘤一般经腹手术，部分经选择的早期患者也可在腹腔镜下完成分期手术

卵巢良恶性肿瘤的鉴别

鉴别内容	良性肿瘤	恶性肿瘤
病史	病程长，逐渐增大	病程短，迅速增大
体征	多为单侧，活动，囊性，表面光滑	多为双侧，固定；实性或囊实性，表面不平，结节状
腹腔积液	无	血性腹腔积液
一般状况	良好	恶病质
B超	为液性暗区，可有间隔光带，边缘清晰	液性暗区内有杂乱光团、光点，或囊实性，肿块边界不清

第二节　卵巢上皮性肿瘤

占卵巢恶性肿瘤的85%～90%，多发于老年妇女。

浆液性肿瘤	1. 浆液性囊腺瘤：常见，占卵巢良性肿瘤25%，单纯性单房、乳头状多房 2. 交界性浆液性肿瘤：中等大小、多为双侧，预后好 3. 浆液性癌：占卵巢癌75%，5年生存率20%～30%
黏液性肿瘤	1. 黏液性囊腺瘤：常见，卵巢良性肿瘤20%，囊内充满胶胨样黏液 2. 黏液性交界性肿瘤：通常直径 > 10cm 3. 黏液性癌：占卵巢癌3%～4%，瘤体巨大（中位18～22cm），单侧，表面光滑，切面多房或实性，可有出血、坏死 4. 腹膜假黏液瘤：以盆腔和（或）腹腔内见丰富的胶胨样黏液团块为特征
子宫内膜样肿瘤	占卵巢癌10%～15%，镜下特点与子宫内膜癌极相似，5年存活率40%～50%

治疗

良性肿瘤	1. 年轻、单侧肿瘤行患侧卵巢肿瘤剔除或卵巢切除术，双侧肿瘤应行肿瘤剔除术 2. 绝经后妇女可行子宫及双侧附件切除术
恶性肿瘤	手术治疗为主，其他治疗辅助 1. 早期患者剖腹探查、腹腔积液或冲洗液细胞学检查，确定手术病理分期，决定手术范围 临床Ⅰ期、所有分级者：全面手术分期的基础上行患侧附件切除（适用于ⅠA和ⅠC期患者）或双侧附件切除（适用于ⅠB期患者） 2. 晚期尽可能切除所有原发灶和转移灶，使残余肿瘤病灶达到最小，必要时可切除部分肠管、膀胱、脾脏等脏器

第三节　卵巢非上皮性肿瘤

卵巢生殖细胞肿瘤	好发于青少年，血中有特异性标记，对放化疗敏感 畸胎瘤：良恶性取决于组织分化程度 1. 成熟畸胎瘤（皮样囊肿）：良性，多为单房、腔内充满油脂、毛发，可见牙齿和骨，预后差 2. 未成熟畸胎瘤：恶性，多见于年轻患者，5 年生存率仅 20%
	无性细胞瘤：恶性，多见青春期和生育妇女，对放疗最敏感
	卵黄囊瘤：恶性，产生 AFP 可以作为监测指标，对化疗敏感
卵巢性索间质肿瘤	颗粒细胞 – 间质细胞瘤 1. 颗粒细胞瘤：低度恶性肿瘤，分泌雌激素有女性化作用，青春期前患者出现性早熟、生育年龄出现月经紊乱、绝经后不规则阴道流血、内膜生长，甚至恶变 2. 卵泡膜细胞瘤：良性，也可以分泌雌激素，常与颗粒细胞瘤混合存在 3. 纤维瘤：良性，伴腹水和胸水时为梅格斯综合征，手术切除肿瘤后胸腹水消失
	支持细胞 – 间质细胞瘤：罕见，有男性化作用

第四节　卵巢转移性肿瘤

卵巢转移性肿瘤	1. 有其他组织或器官转移至卵巢形成 2. Krukenberg 瘤（印戒细胞癌）：常见，包膜完整，无粘连，切面实性、胶质样 3. 最常见的转移部位是胃和结肠，双侧转移 4. 临床表现缺乏特异性 5. 预后极差

小结速览

卵巢肿瘤、输卵管肿瘤及原发性腹膜癌

- 卵巢肿瘤概论
  - 组织学分类
    - 上皮性肿瘤 50%～70%
    - 生殖细胞肿瘤 20%～40%
    - 性索间质肿瘤 5%～8%
    - 恶性转移肿瘤
  - 临床表现
    - 良性肿瘤：腹胀，腹部扪及边界清晰的肿块，压迫症状（尿频、便秘、气短）
    - 恶性肿瘤：腹部肿块、腹水，浸润症状（腹痛、腰痛、下肢痛），压迫症状（下肢水肿），恶病质
  - 并发症
    - 蒂扭转
    - 破裂
    - 感染
- 卵巢上皮性肿瘤
  - 浆液性肿瘤
    - 浆液性囊腺瘤：常见，占卵巢良性肿瘤 20%，单纯性单房、乳头状多房
    - 交界性浆液性肿瘤：中等大小、多为双侧，预后好
    - 浆液性癌：占卵巢癌 75%，5 年生存率 20%～30%
  - 黏液性肿瘤
    - 黏液性囊腺瘤：常见，卵巢良性肿瘤 20%，囊内充满胶冻样黏液
    - 黏液性交界性肿瘤：通常直径 >10cm
    - 黏液性癌：占卵巢癌 3%～4%，瘤体巨大（中位 18～22cm），单侧，表面光滑，切面多房或实性，可有出血、坏死
    - 腹膜假黏液瘤：以盆腔和（或）腹腔内见丰富的胶冻样黏液团块为特征

卵巢肿瘤、输卵管肿瘤及原发性腹膜癌 ┏ 卵巢上皮性肿瘤 ┏ 子宫内膜样肿瘤：占卵巢癌10%~15%，镜下特点与子宫内膜癌极相似，5年存活率40%~50%

治疗 ┏ 良性肿瘤 ┏ 年轻、单侧肿瘤行患侧卵巢肿瘤剔除或卵巢切除术

绝经后妇女可行子宫及双侧附件切除术

恶性肿瘤：手术治疗为主，其他治疗辅助

卵巢非上皮性肿瘤 ┏ 卵巢生殖细胞肿瘤 ┏ 畸胎瘤 ┏ 成熟畸胎瘤

未成熟畸胎瘤

无性细胞瘤

卵黄囊瘤

卵巢性索间质肿瘤 ┏ 颗粒细胞-间质细胞瘤 ┏ 颗粒细胞瘤

卵泡膜细胞瘤

纤维瘤

支持细胞-间质细胞肿瘤

卵巢转移性肿瘤—常见 Krukenberg 瘤（印戒细胞癌）

第二十七章　妊娠滋养细胞疾病

- ● **重点**　葡萄胎，侵蚀性葡萄胎，绒毛膜癌
- ○ **难点**　侵蚀性葡萄胎与绒毛膜癌的鉴别
- ★ **考点**　葡萄胎，侵蚀性葡萄胎，绒毛膜癌

第一节　葡　萄　胎

胎盘绒毛滋养细胞增生、间质水肿，形成大小不一的水泡并有蒂相连，局限于子宫腔内，为良性病变。

发病机制	1. 完全性葡萄胎：二倍体，核染色体都来自父系，空卵与23X结合后自身复制为46XX（90%）、空卵与一个23X一个23Y同时结合产生46XY（10%） 2. 部分性葡萄胎：三倍体，最常见69，XXY，一个正常的卵子和两个正常的精子受精 3. 多余的父源染色体是造成滋养细胞增生的原因
病理	完全性葡萄胎： 1. 水泡状物质充满宫腔，无胎儿、胎儿附属物 2. 弥漫性滋养细胞增生 3. 种植部位滋养细胞呈弥漫和显著的异型性
	部分性葡萄胎： 1. 仅部分绒毛变为水泡，多有胚胎或胎儿组织，但胎儿多死亡 2. 局限性滋养细胞增生，绒毛大小及其水肿程度明显不一，绒毛呈显著扇贝样轮廓，种植部位滋养细胞呈局限和轻度的异型性

临床表现	1. 停经后阴道流血：多在停经 8~12 周后，葡萄胎组织从蜕膜剥离母体，血管大破裂可导致大出血，有时有水泡样物质排出，可继发贫血、感染 2. 腹痛：葡萄胎增长迅速导致子宫快速扩张，阵发性下腹痛 3. 子宫异常增大、变软：大于停经月份 4. 妊娠呕吐：比正常妊娠早、重、久，多见于子宫大、hCG 高的患者 5. 子痫前期征象：妊娠早期就可以出现高血压、水肿、蛋白尿，容易发生先兆子痫，但子痫少见，妊娠早期出现先兆子痫应考虑葡萄胎可能 6. 甲状腺功能亢进：hCG 有促进甲状腺分泌的作用 7. 卵巢黄素囊肿：大量 hCG 刺激卵泡内膜细胞黄素化，多为双侧、表面光滑、活动度好、切面为多房、囊肿壁薄、囊液清澈。无症状，多通过 B 超发现，清宫后 2~4 个月可自行消除
辅助检查	1. hCG 测定：约 45% 完全性葡萄胎患者血清 hCG 在 10 万 IU/L 以上，高于正常孕周对应值，停经 8~10 周以后继续持续上升 2. B 超：子宫 >停经月份，无妊娠囊和胎心、宫腔内落雪状或蜂窝状，还可发现卵巢黄素囊肿 3. 多普勒胎心测定：只能听到子宫血流杂音，无胎心音
治疗	清宫术：先吸后刮，大部分葡萄组织排出后可以加用催产素以减少出血，提前使用可能导致滋养细胞进入血窦发生肺栓塞或转移。刮出物送组织病理
	子宫切除：只能预防侵入子宫肌层，不能预防远处转移，不是常规方法，40 岁以上、有高危因素、无生育要求者可切除子宫
	预防性化疗：有高危因素、随访有困难的完全性葡萄胎患者才进行化疗（氨甲蝶呤、氟尿嘧啶、放线菌 D 单一药物一疗程）
	卵巢黄素囊肿：一般不需处理可自行吸收，发生扭转后可穿刺吸液

续表

随访	1. 清宫后每周一次，直到 hCG 连续 3 次正常，3 个月 hCG 未恢复为持续性葡萄胎 2. 6 个月每月一次。然后再 2 个月一次共 6 个月。随访 2 年 3. 术后一年内严格避孕，推荐避孕套和避孕药，不用宫内节育器（混淆出血原因）

第二节 妊娠滋养细胞肿瘤

60% 继发于葡萄胎妊娠，30% 继发于流产，10% 继发于足月妊娠或异位妊娠。其中侵蚀性葡萄胎全部继发于葡萄胎妊娠，绒癌可继发于葡萄胎妊娠，也可继发于非葡萄胎妊娠。侵蚀性葡萄胎恶性程度低于绒癌，预后较好。绒癌恶性程度极高，发生转移早而广泛。

	侵蚀性葡萄胎	绒癌
病理	1. 大体：子宫肌层内有大小不等的水泡状组织。当病灶接近子宫浆膜层时，子宫表面可见紫蓝色结节。病灶也可穿透子宫浆膜层或侵入阔韧带内 2. 镜下：水泡状组织侵入肌层，有绒毛结构及滋养细胞增生和异型性	1. 大体：肿瘤位于子宫肌层内，可突向宫腔或穿破浆膜，单个或多个，大小不等，无固定形态，与周围组织分界清，质地软而脆，海绵样，暗红色，伴明显出血坏死 2. 镜下：成片状高度增生，明显异型，不形成绒毛或水泡状结构并广泛侵入子宫肌层造成出血坏死。肿瘤不含间质和自身血管

临床表现	**无转移**：多继发于葡萄胎妊娠 1. 阴道流血：清宫后、流产后、分娩后 2. 假孕现象：肿瘤分泌人绒毛膜促性腺素、雌激素、孕激素 3. 子宫大，质地软，形态不规则、有时可触及卵巢黄素囊肿 **转移**：多继发于流产或足月妊娠 最常见肺，转移灶的共同特点是局部出血 1. 肺：咳嗽、咯血、胸痛、呼吸困难 2. 阴道：位于阴道前壁，呈蓝紫色结节，破溃可致不规则阴道出血 3. 肝：肝区疼痛，肝包膜破裂可以导致腹腔内大出血 4. 脑：致死主因，瘤栓期（一过性脑缺血表现）、脑瘤期（头痛、喷射性呕吐、偏瘫、抽搐）、脑疝期（压迫生命中枢）
辅助检查	1. hCG：①hCG测定4次呈高水平平台状态（±10%），并持续3周或更长时间，即1，7，14，21日；②hCG测定3次上升（>10%），并至少持续2周或更长时间，即1，7，14日；③hCG水平持续异常达6个月或更长 2. B超 3. 胸片：排除肺转移，典型表现是棉球样或团块位于右肺中下部 4. CT/MRI：排除肝内、脑内转移 5. 组织学检查：只有成片的滋养细胞浸润和坏死出血，未见绒毛结构者
分期	Ⅰ期：局限于子宫 Ⅱ期：病变扩散，但仍局限于生殖器（附件、阴道、阔韧带） Ⅲ期：转移到肺，有或无生殖道系统病变 Ⅳ期：所有其他转移	预后评分： 低危 ≤ 6； 高危≥7

续表

治疗	<u>化疗为主，手术和放疗为辅</u> 化疗： 1. 常用药物甲氨蝶呤、放线菌素 – D、5 – Fu、CTX、VCR、VP – 16 2. Ⅰ期低危单一药物化疗，Ⅰ期高危和Ⅱ、Ⅲ期联合化疗，Ⅳ期强烈联合化疗。 一个疗程结束 18 日内 hCG 下降一个对数为有效 3. 停药指征：症状体征消失，hCG 每周一次连续 3 次正常，再用 2～3 疗程停药 4. 第二疗程化疗指征：第 1 疗程结束后 hCG 连续 3 周不下降或 18 天内降低不足 1 个对数 5. 治愈：随访 5 年无复发
手术	1. 子宫切除：大病灶、耐药病灶、病灶穿孔出血 2. 肺叶切除：多次化疗未能吸收的孤立性耐药病灶，可考虑肺切除
随访	第 1 次在出院后 3 个月，然后每 6 个月 1 次至 3 年，此后每年 1 次直至 5 年 也有推荐低危患者随访 1 年，高危患者可随访 2 年 随访内容同葡萄胎 随访期间应严格避孕，一般于化疗停止≥12 个月后方可妊娠

第三节　胎盘部位滋养细胞肿瘤

概述	起源于胎盘种植部位的一种特殊类型的滋养细胞肿瘤，罕见。多数不转移、预后好
病理	子宫局限增大、子宫肌层内有大小不一的结节，镜下见肿瘤几乎完全由中间型滋养细胞组成，无绒毛结构。肿瘤细胞可分泌低水平 hCG 和人胎盘催乳素

小结速览

妊娠滋养
细胞疾病
├─ 葡萄胎
│   ├─ 完全性葡萄胎
│   ├─ 部分性葡萄胎
│   ├─ 清宫术
│   ├─ 子宫切除
│   └─ 预防性化疗
├─ 妊娠滋养细胞肿瘤
│   ├─ 未转移：多继发于葡萄胎
│   ├─ 转移：多继发于流产或足月妊娠
│   └─ 化疗为主，手术和放疗为辅
└─ 胎盘部位滋养细胞肿瘤

第二十八章　生殖内分泌疾病

- ● **重点**　异常子宫出血检查及治疗，闭经治疗
- ○ **难点**　异常子宫出血病理，闭经原因，多囊卵巢综合征，高催乳素血症
- ★ **考点**　异常子宫出血治疗，闭经治疗

第一节　异常子宫出血

一、无排卵性异常子宫出血

病因	1. 青春期：下丘脑和垂体对雌激素的正反馈反应存在缺陷，卵泡虽成批生长但无排卵 2. 绝经过渡期：卵巢对促性腺激素反应性降低，导致卵泡夭折 3. 生育期：因应激因素导致排卵异常，长时间不恢复者需找到病因
病理生理	子宫内膜的病理改变 1. 增殖期子宫内膜：只在月经周期后半期甚至月经期仍表现为增殖期形态 2. 不伴有不典型增生：子宫内膜腺体过度增生，大小和形态不规则，腺体和间质比例高于增殖期子宫内膜，但无明显的细胞不典型。包括既往所称的单纯型增生和复杂型增生 3. 不典型增生：不论简单或复杂腺上皮细胞出现不典型改变，属癌前病变，10%～15%发展为子宫内膜癌 4. 萎缩型子宫内膜：内膜萎缩菲薄，腺体少而小，腺管狭而直，腺上皮为单层立方形或矮柱状细胞，间质少而致密，胶原纤维相对增多

病理生理	**出血机制** 1. 雌激素突破性出血：子宫内膜过度增殖，体内雌激素水平不能支持过厚的内膜，子宫内膜部分脱落，部分未脱落，子宫不能很好收缩，螺旋小动脉不能很好闭锁导致持续、大量出血 2. 组织脆弱：雌激素刺激下腺体增生明显，缺乏孕激素作用的间质反应，结构不稳定，组织脆性大 3. 内膜脱落不完全：雌激素水平波动导致内膜脱落不规则和局灶性，因此缺乏足够的组织丢失量以刺激内膜的再生和修复，刮宫后反而可以止血 4. 血管异常：缺乏孕激素导致螺旋动脉随内膜增长直到内膜表面，缺乏螺旋化
临床表现	失去正常月经的周期性和出血自限性，周期紊乱、经期延长、经量不定，出血时多时少
辅助检查	1. 刮宫：适用于年龄 > 35 岁、药物治疗无效或存在子宫内膜癌高危因素的异常子宫出血患者。为确定有无排卵或黄体功能，应在月经来潮月经前 1~2 日或月经来潮 6 小时内刮宫；为尽快减少大量出血、除外器质性疾病，可随时刮宫；为确定是否子宫内膜不规则脱落，需在月经第 5~7 日刮宫 2. BBT：单相 3. 宫颈黏液：<u>经前黏液见羊齿状结晶提示无排卵</u> 4. 孕激素测定：<u>经前孕激素水平同卵泡期提示无排卵</u>
治疗	**止血** 1. 首选性激素治疗后 6 小时见效，24~48 小时止血，96 小时未止血怀疑器质性病变 2. 子宫内膜修复法：雌孕激素/雄激素 （1）适于血红蛋白低于 80g/L 或一般状况较差者，青春期内膜较薄的患者 （2）给予充足剂量雌激素使部分脱落的子宫内膜增殖生长，使所有子宫内膜处于同步增殖的水平，螺旋小动脉关闭血流停止。同时补铁。血红蛋白升高到 80~90g/L 以上时予黄体酮 20mg + 丙酸睾酮 25~50mg/d，1~3 天

治疗	3. 子宫内膜脱落法（药物刮宫）　　P/T （1）适于血红蛋白高于 80g/L、且一般状况较好、青春期及未婚者 （2）孕激素加雄激素（可以减少出血量但是不能止血）：黄体酮 20mg + 丙酸睾酮 25～50mg/d，肌内注射，1～3 天 4. 子宫内膜萎缩法 （1）适于合并其他疾病的患者，起效较慢 （2）大剂量孕激素长期使用，用药 7 天以上可使雌激素作用的增生期或增生过长的内膜转为分泌期，诱发间质形成稳定的蜕膜前结构，使子宫内膜的流血自限机制恢复，停药后子宫内膜脱落完全，延长使用孕激素可使内膜萎缩，撤退性出血较少 （3）垂体促性腺激素释放激素 – a 抑制垂体的功能，导致雌激素减少 （4）棉酚
	调整周期 （1）止血后必须用孕激素调整周期 （2）利于排卵恢复，防止再次出血，防止内膜病变 （3）雌孕激素序贯法：造成人工周期，适于内源性雌激素水平较低的青春期患者 （4）雌孕激素联合法：适于体内雌激素水平高、内膜较厚者，止血周期撤退性出血多的患者，使过厚的子宫内膜逐步恢复到正常高度
	促排卵 （1）青春期患者一般不主张促排卵，调整周期后排卵多自行恢复 （2）生育年龄应当促排卵，否则病因不除
	手术治疗 （1）刮宫：即刻止血的效果，同时有诊断价值 （2）子宫切除

二、排卵性异常子宫出血

较少见，多发生于育龄期妇女。主要包含黄体功能不足、子宫内膜不规则脱落和子宫内膜局部异常导致的 AUB。黄体功能不足：黄体期黄体分泌的孕酮不足，使月经的黄体期缩短小于 11 天，使分泌期子宫内膜呈分泌不良的状态。

病因	1. 卵泡发育不良：颗粒细胞膜上促黄体素受体缺陷，排卵后颗粒细胞黄素化不良、分泌孕酮不足 2. 促黄体素峰分泌不足 3. 促黄体素峰后促黄体素的低脉冲分泌机制发生缺陷
临床表现	月经周期缩短（黄体期缩短），经期正常，容易不孕或流产。BBT 双相，高温相 <11 天，内膜活检显示分泌反应落后至少 2 天
治疗	1. 促排卵泡发育：氯米芬，抑制正常雌激素对垂体的负反馈，使垂体分泌卵泡刺激素、促黄体素增加，促进卵泡的发育（卵泡发育不良，颗粒细胞黄素化不良可导致分泌减少，黄体的前身是卵泡），或小剂量雌激素可协同卵泡刺激素对卵泡的作用 2. 促进月经中期 LH 峰形成：监测到卵泡成熟时肌注 hCG 5000～10000U 3. 黄体功能刺激：BBT 上升后隔日肌内注射 hCG 1000～2000U 4. 黄体功能替代：排卵后每日肌内注射黄体酮共 10～14 天，然后撤退出血 5. 口服避孕药：尤其适用于有避孕需求的患者。一般周期性使用口服避孕药 3 个周期，病情反复者酌情延至 6 个周期

三、内膜不规则脱落

病因	黄体萎缩不全导致内膜不能如期完整脱落，月经周期第 5~6 天还有分泌期内膜
表现	月经周期正常，经期长出血多。BBT 双相但是下降缓慢、月经第 5~7 天诊刮
治疗	排卵后每日口服孕激素共 10 天，反馈抑制垂体使黄体萎缩，撤退出血

第二节　闭　经

概述	1. 原发性闭经：14 岁无第二性征发育或 16 岁有第二性征发育但无初潮 2. 继发性闭经：月经建立后又停止，3 个周期或 6 个月 3. 闭经是一个症状，可能导致不孕、体内雌激素低下者发生骨质疏松和阴道萎缩、有一定雌激素水平者无孕激素对抗可导致内膜增生过长
	第二性征缺乏的原发性闭经 1. 高促性腺激素闭经：卵泡刺激素≥30U/L 者病变在卵巢 2. 低促性腺激素闭经：卵泡刺激素 <5U/L 且促黄体素 <5U/L 者病变在垂体或下丘脑
病因	下丘脑性闭经 1. 精神应激：可通过内源性阿片肽分泌抑制垂体促性腺激素分泌 2. 下丘脑多巴胺分泌下降：导致泌乳素病理性分泌增多，产生对生殖轴的抑制 3. 神经性厌食和体重降低：体重降低10% ~15% 时开始闭经

病因	4. 运动性闭经：体内脂肪减少 + 应激引起下丘脑垂体促性腺激素释放激素分泌受到抑制
	5. 无嗅觉综合征：原发性闭经 + 性发育缺如 + 嗅觉减退或消失
	6. 药物性闭经：避孕药对垂体促性腺激素释放激素的抑制，某些药物抑制多巴胺分泌，一般停药 3~6 个月可恢复
	7. 肿瘤：颅咽管瘤可影响垂体促性腺激素释放激素和多巴胺向垂体的转运
	垂体性闭经
	1. 垂体肿瘤：各种细胞都可发生肿瘤，压迫分泌促性腺激素的细胞导致促性腺激素分泌减少。最常见催乳素瘤，泌乳素可以抑制垂体促性腺激素释放激素的分泌，也可以使卵巢对卵泡刺激素、促黄体素不敏感
	2. 空蝶鞍综合征：蝶鞍隔发育不良或手术破坏导致脑积液向蝶鞍内延伸，由于脑脊液压迫垂体柄，垂体促性腺激素释放激素和多巴不能进入垂体，导致促甲状腺素和促黄体素分泌减少（闭经）。泌乳素分泌增加（溢乳）
	3. 希恩综合征：产后出血导致垂体卒中，促性腺激素分泌减少（闭经）、ACTH 分泌减少、促甲状腺素分泌不足、生长激素分泌不足
	卵巢性闭经：促性腺激素升高
	1. 性腺先天性发育不全：性征幼稚的原发性闭经，促性腺激素升高，其中染色体正常者为单纯性性腺发育不全
	2. 对抗性卵巢综合征：卵巢内有始基卵泡，对促性腺激素不敏感，性征接近正常，属原发性闭经
	3. 卵巢早衰：40 岁以前绝经，促性腺激素升高，绝经综合征症状与生殖道萎缩
	子宫性闭经
	1. 先天畸形——先天性无子宫、宫颈闭锁
	2. Asherman 综合征：内膜破坏引起的继发闭经，内膜结核、多次刮宫术后
	其他：如处女膜闭锁、阴道横隔，周期性腹痛伴有阴道积血、子宫积血、腹腔积血

续表

辅助检查	**功能试验** 1. 阴道上皮脱落细胞的角化细胞比例可了解雌激素水平 2. 孕激素试验：停药后有撤退性出血说明子宫内膜已受一定水平雌激素影响，无出血应进一步行孕激素序贯试验 3. 雌激素序贯试验：造成人工周期，有撤退性出血排除子宫异常，两次无出血可确定为子宫异常 **激素测定** 1. 血甾体激素测定：血孕酮水平升高，提示排卵。雌激素水平低，提示卵巢功能异常；睾酮水平高，提示可能为多囊卵巢综合征或卵巢支持－间质细胞瘤等 2. 催乳素及垂体促性腺激素测定：详见第三十三章第七节"女性内分泌激素测定" 3. 垂体兴奋试验 （1）了解垂体对 GnRH 的反应性 （2）注射 GnRH 后 LH 值升高，说明垂体功能正常，病变在下丘脑 （3）经多次重复试验，LH 值无升高或不显著，说明垂体功能减退，如希恩综合征
治疗	**促排卵** 1. 适用于有生育要求者 2. 氯米酚：抑制雌激素的负反馈作用，使服药期间垂体促性腺激素释放激素分泌增加、垂体促性腺激素分泌突增，要求体内有一定水平的雌激素，且卵巢有一定功能 3. 促性腺激素释放激素：适于垂体和卵巢正常的下丘脑性低促性腺激素闭经 4. 促性腺激素：低促性腺激素性闭经及氯米酚促排卵失败者，促进卵泡发育的有尿促性腺激素（卵泡刺激素：促黄体素）、纯化卵泡刺激素、重组卵泡刺激素，促进成熟卵泡排卵的有人绒毛膜促性腺激素，可能导致多胎妊娠

续表

治疗	抑制催乳素分泌过多 1. 溴隐亭：多巴胺受体激动剂，可直接抑制垂体泌乳素分泌 2. 甲状腺素片：可用于甲低患者
	激素替代治疗（对症治疗） 1. 雌孕激素人工周期疗法：雌激素低且不要求生育。预防骨质疏松、心血管疾病与老年痴呆。维持女性特征与生理功能，提高妇女的生活质量 2. 孕激素：体内有一定水平的雌激素，可防止内膜增生过长
	手术治疗：针对器质性病因手术纠正

第三节　多囊卵巢综合征

概述	表现为无排卵性功血及高雄激素的内分泌综合征
发病机制	内分泌特征：①雌激素过多；②雌酮过多；③黄体生成素/卵泡刺激素比值增大；④胰岛素过多。产生这些变化的可能机制： 1. 下丘脑-垂体-卵巢轴调节功能异常 2. 促胰岛素抵抗和高胰岛素血症 3. 肾上腺内分泌功能异常
病理	卵巢改变：双侧卵巢增大，切面可见卵巢被增厚的致密结缔组织包绕，其皮质内见多个直径 2~9cm 的囊肿，含有清亮液体。卵巢白膜增厚（正常的 2~4 倍）、硬化是多囊卵巢综合征的特征性改变 子宫内膜变化：子宫内膜因无排卵导致长时间雌激素刺激，增生期改变，子宫内膜癌变可能性增加
临床表现	1. 多见于青春期和育龄妇女 2. 无排卵性功血、Ⅰ度闭经、不孕 3. 多毛、痤疮、肥胖（胰岛素抵抗和高胰岛素血症可促进多囊卵巢综合征发展）、黑棘皮症（与雄激素相关）

辅助检查	1. BBT 单相体温 2. B 超可见卵巢增大，内有多个卵泡，持续监测无排卵迹象 3. 诊刮：月经来潮 6 小时内进行，子宫内膜为增生期无分泌改变 4. 腹腔镜：卵巢增大、包膜增厚、表面光滑呈灰白色，包膜下显露多个卵泡，但无排卵现象。卵巢组织送病理可以确诊 5. 激素测定：促黄体素≥3 倍卵泡刺激素、睾酮和雄烯二酮升高（提示雄激素来自卵巢）、雌酮＞雌二醇、雌二醇缺乏周期性变化
诊断依据	1. 腹腔镜：卵巢增大、包膜增厚、表面光滑呈灰白色，切面显露多个卵泡 2. 卵巢病理证实为多囊卵巢改变 3. 促黄体素≥3 倍卵泡刺激素、睾酮和雄烯二酮升高
治疗	降低促黄体素 1. 短效口服避孕药造成假周期，负反馈抑制促黄体素分泌同时令内膜周期性剥脱 2. GnRHa 抑制正常促黄体素 RH 受体的作用使促黄体素分泌减少 降低雄激素：螺内酯可以降低睾酮水平 促排卵：用于有生育要求者，在假周期或 GnRHa 抑制促黄体素分泌并降低雄激素水平后，可以使用氯米酚或卵泡刺激素促进排卵 改善胰岛素抵抗：二甲双胍可以直接降低胰岛素水平，甲福明是双胍类降糖药 手术：双侧卵巢楔形切除术，术后雌激素水平暂时降低，通过反馈作用导致卵泡刺激素分泌增多，促黄体素/卵泡刺激素比值发生改变，卵泡可以发育成熟并排卵

第四节　痛　经

概述	伴随月经疼痛，可在月经前后或行经期间出现腹痛、腰酸、下腹坠痛等不适，原发性痛经无盆腔器质性病变，继发痛经是盆腔器质性疾病的后果
病因	痛经只发生在有排卵的月经周期，无排卵周期无腹痛。排卵后孕激素可刺激子宫内膜合成 $PGF_{2\alpha}$，子宫内膜和血液中的 $PGF_{2\alpha}$ 增高是造成痛经的决定性因素
临床表现	疼痛呈痉挛性，通常位于下腹部，放射到腰骶部或大腿内侧，发作与月经出血同步，疼痛持续 2～3 天，但一般 24 小时后逐渐减轻
治疗	1. 口服避孕药抑制排卵 2. 前列腺素合成酶抑制剂：吲哚美辛、阿司匹林等可以减少 PG 合成，但已经合成的不能被破坏，应在经前 2～3 天开始服用，直到月经 1～2 天。灭酸类可以抑制 PG 合成，也可破坏已经形成的 PG 前列腺素，月经来潮时服用，持续 2～3 天 3. 钙离子拮抗剂：不作为首选药物

第五节　经前期综合征

概述	反复在黄体期出现周期性以情感、行为和躯体障碍为特征的综合征
病因	精神社会因素；卵巢激素失调；神经递质异常
临床表现	1. 躯体症状：头痛，背痛，乳房胀痛，腹部胀满 2. 精神症状：易怒，焦虑，抑郁，情绪不稳定 3. 行为改变：注意力不集中，工作效率低，记忆力减退
治疗	心理治疗；调整生活状态；药物治疗

第六节 绝经综合征

临床表现	1. 月经紊乱：多数在绝经前经历 2 ~ 8 年的无排卵性月经，因雌激素水平波动 + 无排卵可导致子宫内膜增生过长，严重的无排卵性功血 2. 远期症状 (1) 泌尿生殖系统萎缩症状：老年性阴道炎和泌尿系感染反复发作，单用抗生素难治疗。缺乏雌激素阴道萎缩，分泌减少，造成性交疼痛，影响性生活质量 (2) 阿尔茨海默病：焦虑、烦躁、抑郁、记忆力减退、注意力不集中 (3) 心血管系统：雌激素对女性心血管系统有保护作用 (4) 骨质疏松：身高变矮和腰背痛为常见表现
辅助检查	1. 卵泡刺激素：卵泡刺激素 >10U/L 提示卵巢储备功能降低，卵泡刺激素 >40U/L 提示卵巢功能衰竭 2. 氯米芬兴奋试验：卵泡刺激素 >12U/L 提示月经紊乱是由于卵巢储备功能降低
治疗	适应证：具有雌激素水平低下的表现而无禁忌者都可以使用 禁忌证 1. 子宫内膜厚度 >5mm 者可采用 HRT。子宫肌瘤 >3cm。乳腺肿块或严重增生 2. 肝肾疾病、血液病、SLE、血栓性疾病
	原则 1. 天然制剂、短效制剂、最小有效量、个体化治疗 2. 使用期间随诊内膜和乳腺，有子宫者必须同时使用雌孕激素避免内膜过长
	使用方法 首选口服，还能有调节血脂的作用

续表

治疗	1. 单用雌激素：用于子宫切除，不需保护子宫内膜者 2. 单用孕激素：用于过渡期功血需定期撤退者 3. 雌孕激素合用：用于有完整子宫的妇女 （1）周期法：用于年轻要求来月经者，在雌激素的后10～14天加服孕激素 （2）连续法：用于年长不要求来月经者，雌激素和孕激素同时服

第七节　高催乳素血症

概述	血催乳素水平 > 25μg/L
发病机制	1. 垂体疾病：催乳素瘤、空蝶鞍综合征 2. 下丘脑疾病：颅咽管瘤、胶质瘤等导致催乳素抑制因子分泌减少（多巴胺） 3. 特发性高催乳素血症
临床表现	1. 月经少、发展为继发闭经、不孕 2. 溢乳：双侧、非血性、乳白色或透明液体 3. 泌乳素抑制垂体分泌卵泡刺激素：促黄体素、雌激素水平低下、无排卵、阴道萎缩、分泌物少、性欲低下、BBT 单相体温 4. 垂体瘤压迫症状：头痛、视野缺损、视觉障碍
辅助检查	1. 测定血泌乳素水平 2. 头颅 CT、MRI：当泌乳素 > 100μg/L 时首先排除垂体瘤 3. 可发现异常，眼科会诊，左旋多巴不能抑制泌乳素水平
治疗	1. 溴隐亭 + 维生素 B_6 2. 手术治疗：主要治疗垂体腺瘤 3. 放射治疗

小结速览

生殖内分泌疾病
- 异常子宫出血
  - 无排卵性异常子宫出血
  - 排卵性异常子宫出血
  - 内膜不规则脱落
- 闭经
  - 垂体性闭经
  - 卵巢性闭经
  - 子宫性闭经
- 多囊卵巢综合征
  - 降低促黄体素
  - 降低雄激素
  - 促排卵
  - 改善胰岛素抵抗
- 痛经
- 经前期综合征
- 绝经综合征
- 高催乳素血症
  - 血催乳素水平 >25μg/L
  - 溴隐亭 + VitB$_6$

第二十九章　不孕症与辅助生殖技术

● **重点**　不孕症的定义、检查
○ **难点**　不孕症的检查
★ **考点**　不孕症的定义

第一节　不　孕　症

概述	1. 女性无避孕性生活至少 12 个月而未孕称为不孕症 2. 从未妊娠过为原发不孕，曾妊娠过为继发不孕
病因	1. 女方因素 (1) 盆腔因素：①输卵管病变、盆腔粘连、盆腔炎症及其后遗症；②子宫体病变：子宫黏膜下肌瘤、体积较大影响宫腔形态的肌壁间肌瘤、子宫腺肌症、宫腔粘连和子宫内膜息肉等；③子宫颈因素，包括宫颈松弛和宫颈病变等；④子宫内膜异位症；⑤先天发育畸形 (2) 排卵障碍：①下丘脑病变，如低促性腺激素性无排卵；②垂体病变，如高催乳素血症；③卵巢病变，如多囊卵巢综合征、早发性卵巢功能不全和先天性性腺发育不全等；④其他内分泌疾病，如先天性肾上腺皮质增生症和甲状腺功能异常等 2. 男方因素 (1) 精液异常 (2) 男性性功能障碍 (3) 其他：免疫因素 3. 不明原因性不孕：可能病因包括免疫因素、隐性输卵管因素、潜在的卵母细胞异常、受精障碍、胚胎发育阻滞、胚胎着床失败和遗传缺陷等

续表

诊断	1. 男方检查 （1）病史采集 （2）体格检查：全身检查和生殖系统检查 （3）精液分析：首选的检查项目，需行 2～3 次精液检查，以明确精液质量 2. 女方检查 （1）病史采集：现病史、月经史、婚育史、既往史、其他病史信息 （2）体格检查：全身检查和妇科检查 （3）不孕相关辅助检查 1）超声检查：推荐使用经阴道超声 2）激素测定：排卵障碍和年龄≥35 岁女性均应行基础内分泌测定，于月经周期第 2～4 天测定 FSH、LH、E_2、T、PRL 基础水平 3）输卵管通畅检查：子宫输卵管造影是评价输卵管通畅度的首选方法。应在月经干净后 3～7 天无任何禁忌证时进行 4）其他检查：①基础体温测定；②宫腔镜、腹腔镜检查
治疗	1. 输卵管病变：期待治疗、中药、输卵管成形术 2. 子宫病变：子宫明显增大的子宫腺肌症患者，可先行 GnRH－a 或孕激素治疗 3～6 个周期，待子宫体积缩至理想范围再行辅助生殖技术助孕治疗 3. 卵巢肿瘤：有手术指征者，可考虑手术予以剥除或切除 4. 子宫内膜异位症：可通过腹腔镜进行诊断和治疗 5. 生殖器结核：活动期应先行规范的抗结核治疗，药物作用期及药物敏感期需避孕 诱导排卵用氯米酚、hMG（人绝经期促性腺激素）、hCG、来曲唑

第二节　辅助生殖技术

1. 宫腔内人工授精（IUI）　处理后的精子通过非性交的方式在排卵期送入宫腔。

2. 体外受精－胚胎移植（IVF－ET）　卵子和精子取出，发育为胚胎后送入宫腔。

3. 卵胞浆内单精子注射（ICSI）　单精子胞质注射，常将遗传缺陷传递给下一代。

4. 输卵管内配子移植（GIFT）　将正常配子一同输送到正常的输卵管内令其在体内环境下受精和发育。

5. 并发症　卵巢过度刺激综合征由于过多卵泡发育，分泌过多雌激素，导致毛细血管通透性增加、体液大量外渗。流产、异位妊娠、多胎妊娠发生率增加。

小结速览

不孕症与辅助生殖技术
- 不孕症
  - 定义：女性无避孕性生活至少 12 个月而未孕
  - 病因
    - 女方因素：盆腔因素．排卵障碍
    - 男方因素：精液异常、男性性功能障碍、其他
    - 不明原因性不孕：免疫因素、受精障碍、胚胎着床失败、遗传缺陷等
  - 治疗
    - 输卵管病变：期待治疗、中药、输卵管成形术
    - 卵巢肿瘤：有手术指征者，可考虑手术予以剥除或切除
    - 子宫内膜异位症：可通过腹腔镜进行诊断和治疗

不孕症
与辅助
生殖技术
├─ 辅助
│ 生殖
│ 技术
│
│ ┌ 宫腔内人工受精：处理后的精子通过非性交的
│ │   方式在排卵期送入宫腔
│ │ 体内受精—胚胎移植：卵子和精子取出，发育
│ │   为胚胎后送入宫腔
│ ┤ 卵泡浆内单精子注射：单精子胞质注射，常将
│ │   遗传缺陷传递给下一代
│ │ 输卵管内配子移植：将正常配子同输送到正常的
│ └   输卵管内，令其在体内环境下受精和发育

第三十章　计划生育

● **重点**　避孕，输卵管绝育术，避孕失败的补救措施

○ **难点**　宫内节育器放置术与取出术

★ **考点**　避孕失败的补救措施

第一节　避　孕

一、宫内节育器

节育器避孕：含铜宫内节育器是目前我国应用最广泛的宫内节育器。作用机制主要是局部组织对异物的组织反应而影响受精卵着床。

1. 宫内节育器的副作用　不规则阴道流血，主要表现为经量增多、经期延长或少量点滴出血，一般不需处理，3~6个月后逐渐恢复。

2. 放置宫内节育器的并发症　节育器异位、节育器嵌顿或断裂、节育器下移或脱落、带器妊娠。

	宫内节育器放置术	宫内节育器取出术
适应证	凡生育期妇女无禁忌证、要求放置宫内节育器者	(1) 生理情况：①计划再生育或已无性生活不再需避孕者；②放置期限已满需更换者；③绝经过渡期停经1年内；④拟改用其他避孕措施或绝育者

	宫内节育器放置术	宫内节育器取出术
适应证	凡生育期妇女无禁忌证、要求放置宫内节育器者	(2) 病理情况：①有并发症及副作用，经治疗无效；②带器妊娠，包括宫内和宫外妊娠
禁忌证	①妊娠或妊娠可疑。②生殖道急性炎症。③人工流产出血多，怀疑有妊娠组织物残留或感染可能；中期妊娠引产、分娩或剖宫产胎盘娩出后，子宫收缩不良有出血或潜在感染可能。④生殖器肿瘤。⑤生殖器畸形如纵隔子宫、双子宫等。⑥宫颈内口过松、重度陈旧性宫颈裂伤或子宫脱垂。⑦严重的全身性疾病。⑧宫腔 < 5.5cm 或 >9.0cm（除外足月分娩后、大月份引产后或放置含铜无支架宫内节育器）。⑨近 3 个月内有月经失调、阴道不规则流血。⑩有铜过敏史	①并发生殖道炎症时，先给予抗感染治疗，治愈后再取出宫内节育器；②全身情况不良或在疾病的急性期，应待病情好转后再取出
放置时间／取器时间	①月经干净 3～7 日无性交；②人工流产后立即放置；③产后 42 日恶露已净，会阴伤口愈合，子宫恢复正常；④含孕激素宫内节育器在月经第 4～7 日放置；⑤自然流产于转经后放置药物流产 2 次正常月经后放置；⑥哺乳期放置应先排除早孕；⑦性交后 5 日内放置为紧急避孕方法	①月经干净后 3～7 日为宜；②带器早期妊娠行人工流产同时取器；③带器异位妊娠术前行诊断性刮宫时，或在术后出院前取出 UD；④子宫不规则出血者，随时可取，取 UD 同时需行诊断性刮宫，刮出组织送病理检查，排除子宫内膜病变

续表

	宫内节育器放置术	宫内节育器取出术
注意事项	术后休息 3 日，1 周内忌重体力劳动，2 周内忌性交及盆浴，保持外阴清洁	①取器前应做超声检查或 X 线检查，确定节育器是否在宫腔内，同时了解节育器的类型；②使用取环钩取节育器时，应十分小心，不能盲目钩取，更应避免向宫壁钩取，以免损伤子宫壁；③取出节育器后核对节育器是否完整，必要时行超声或 X 线检查，同时应落实其他避孕措施

二、激素避孕

激素类避孕药分为睾酮衍生物、孕酮衍生物、雌激素衍生物。

作用机制	1. 雌孕激素抑制排卵：抑制下丘脑释放促黄体素，垂体卵泡刺激素和促黄体素分泌减少，无促黄体素排卵峰 2. 雌孕激素抑制输卵管分泌和蠕动，改变受精卵在输卵管内运行速度，不利着床 3. 改变子宫内膜：孕激素抑制雌激素效应，使子宫内膜增殖受到抑制，腺体和间质提前出现类分泌期变化，不利着床 4. 孕激素使宫颈黏液变稠、拉丝度差，不利精子通过
影响	优点 1. 减少内膜癌、卵巢癌发病率 2. 停药后即可妊娠（建议停药半年后再妊娠），不影响子代生长发育
	缺点 1. 可出现糖耐量降低、胰岛素分泌减少，停药后都可恢复 2. 甘油三酯、LDL - C、HDL - C 水平升高

续表

不良反应	1. 类早孕反应：服用数日后可自行消退 2. 突破性出血：激素水平不稳定不能维持子宫内膜的完整，多见于服药不规则 3. 停经或月经少：绝大多数可以在停药后自行恢复 4. 体重增加：孕激素有较弱的雄激素作用，促进体内合成代谢、水钠潴留 5. 色素沉着：停药后可恢复
禁忌证	1. 基础疾病：心血管疾病、肝肾疾病、血液病、甲亢、糖尿病、激素依赖肿瘤 2. 妊娠、产后半年内、未初潮、月经少、>35岁的吸烟妇女
分类	口服避孕药 1. 短效口服避孕药 (1) 单相：整个周期内雌孕激素剂量固定，从月经周期第5天开始连续服用22天停药，停药后2~3天发生出血，若停药7天未出血继续下一周期的治疗 (2) 双相：雌激素剂量不变，孕激素前7天剂量小、后14天剂量增加 (3) 三相：1相含低剂量的雌孕激素共6天，2相雌孕激素都增加共5天，3相雌激素减量到初始水平而孕激素再次加量共10天 2. 长效口服避孕药：雌孕激素复方制剂，造成假周期 3. 探亲避孕药：孕激素，不受月经周期限制，从探亲前一日开始服用最多服用14天 长效避孕针 (1) 雌孕激素复方制剂，月经紊乱少，不用于哺乳期 (2) 孕激素，可用于哺乳期，月经紊乱多 缓释系统避孕药：各种孕激素制剂，皮下埋植剂、缓释阴道避孕环、微球和微囊缓释避孕针 避孕贴片：含有雌激素和孕激素，效果同口服避孕药

紧急避孕	1. 机制：阻止或延迟排卵、干扰受精卵着床 2. 禁忌证：确定已妊娠者 3. 无保护性交后 72 小时内服用左炔诺孕酮/米非司酮，正确使用妊娠率仅为 4% 4. 无保护性交 5 日内放置带铜 T 型宫内节育器，有效率达 95% 以上 6. 阴茎套、阴道套、外用杀精剂、安全期避孕

第二节　计划生育相关的输卵管绝育术

安全永久性的节育措施，可逆性高，受孕时可行输卵管吻合术，最常用经腹输卵管结扎术。

禁忌	急慢性盆腔感染、腹壁皮肤感染、24 小时内体温≥37.5℃ 2 次、一般状况差不能耐受手术者
手术时机	月经干净后 3~4 天、人流或分娩后宜在 48 小时手术
并发症	腹腔内积血、血肿，感染，脏器损伤，绝育失败

第三节　避孕失败的补救措施

一、手术流产

负压吸引 (<10 周)	1. 宫颈扩张到比所用的吸管大半号/一号 2. 负压控制在 400~500mmHg，顺时针方向吸引宫腔 1~2 圈可将妊娠物吸净 3. 小号刮匙轻刮宫腔一圈，吸出物纱布过滤肉眼检查有无绒毛、胚胎胎儿组织、水泡样物

续表

并发症	1. 子宫穿孔：停止手术、给予缩宫素 + 抗生素，若病情稳定胚胎组织未吸净者可在 B 超监护下清宫，尚未进行吸宫者 1 周后再手术。出血多者立即剖腹修补 2. 人工流产综合征反应：宫颈和子宫受机械性刺激/精神紧张引起迷走神经兴奋，术前宫颈置入利多卡因凝胶可预防发生，一旦发生阿托品 0.5 ～ 1mg 静脉注射 3. 吸宫不全：术后流血 > 10 天、血量过多，B 超确诊，无感染者行刮宫 + 抗生素 4. 漏吸：再次负压吸引 5. 出血：主要为钳刮术时组织不能迅速排出影响子宫收缩，可宫颈注射缩宫素，尽快取出组织 6. 感染：多因术后过早性交导致，发热、下腹疼痛、白带混浊、不规则阴道流血、子宫或附件区压痛，及时使用抗生素 7. 羊水栓塞：偶尔发生，羊水中有形成分少，没妊娠晚期者严重 8. 远期并发症：宫颈粘连、宫腔粘连、慢性盆腔炎、月经失调继发性不孕

二、药物流产

妊娠≤7 周，米非司酮竞争孕激素受体使孕激素保胎的作用不能发挥，米索前列醇促进宫缩。出血时间长、出血多、易残留绒毛。

第四节 避孕节育措施的选择

避孕方法知情选择是计划生育优质服务的重要内容。

育龄妇女可根据自身特点和不同时期，选择合适的安全有效避孕方法。

1. **新婚期** 复方短效口服避孕药。
2. **哺乳期** 阴茎套。
3. **生育后期** 各种避孕方法适用。
4. **绝经过渡期** 阴茎套。

小结速览

```
                         ┌ 带铜 T/V 型宫内节育器
               节育器避孕 ┤
                         └ 含孕激素 T 型宫内节育器
        避孕 ┤
                         ┌ 口服避孕药
                         │ 长效口服避孕药
                         │ 探亲避孕药
               激素避孕  ┤ 长效避孕针
                         │ 缓释系统避孕药
                         └ 避孕贴片

计划
生育 ┤   输卵管绝育术—月经干净后 3~4 天、
                  人流或分娩后宜在 48 小时手术

       避孕失败的 ┌ 负压吸引（＜10 周）
       补救措施  │ 并发症：子宫穿孔、人工流产综合征、
                 │         吸宫不全、漏吸、出血、感染、
                 └         羊水栓塞、远期并发症

                         ┌ 新婚期：复方短效口服避孕药
                         │ 哺乳期：阴茎套
       避孕节育措施的选择 ┤ 生育后期：各种避孕方法适用
                         └ 绝经过渡期：阴茎套
```

第三十一章　性及女性性功能障碍

性欲、性行为及其影响因素	性欲是人类最原始的本能之一，是在各种生理和心理条件刺激下产生的去实施性行为的欲望 人类性行为目的是繁殖、愉悦和感情交流，与动物的最大区别是没有动情周期 性取向大多为异性，但也可为同性 影响性欲和性行为因素：①生理因素；②心理因素；③社会因素；④遗传因素
女性性反应和性反应周期	性反应周期反映人类性行为过程中解剖，生理及心理方面变化 女性性反应周期 1. 性欲期：心理变化，无生理变化 2. 性兴奋期：生殖器充血，阴道润滑 3. 性持续期：性红晕 4. 性高潮期：女性高潮分为阴蒂型、阴道型和阴蒂阴道混合型三类 5. 性消退期：乳房肿胀消退
女性性功能的神经内分泌调节	性反应的神经调控是反射性调控，三级中枢分别位于腰骶部脊髓、下丘脑和间脑，大脑皮质和边缘系统。雄激素是调节女性性功能最重要的性激素，与性欲、性兴奋及性高潮密切相关
女性性功能障碍	1. 性欲障碍：低反应性性欲障碍和性厌恶 2. 性唤起障碍 3. 性高潮障碍 4. 性交疼痛障碍
女性性卫生和性健康教育	1. 女性性卫生 (1) 性心理卫生 (2) 性生理卫生：生活习惯，性器官卫生，性生活卫生，避孕 2. 性健康教育：对不同年龄段的女性进行性教育，特别是性待业期的青春期少女

第三十二章 妇女保健

妇女保健意义与组织机构	妇女保健工作以群体为服务对象，以生殖健康为核心，促进妇女身心健康 妇女保健工作是一个社会系统工作，由各级行政和专业机构负责实施
妇女保健工作任务	妇女各期保健 1. 青春期保健：重视健康与行为方面的问题 2. 婚前保健：婚前医学检查，婚前卫生指导和婚前卫生咨询 3. 生育期保健：维护生殖功能的正常 4. 围产期保健：保障母婴安全，降低孕产妇的死亡率 5. 绝经过渡期保健 6. 老年期保健：定期体格检查，加强身体检查
妇女保健统计指标、孕产妇死亡与危重症评审制度	妇女保健统计指标包括妇女病普查普治，孕产期保健和计划生育。孕产妇死亡及危重症评审制度主要包括对病例分析，及时发现问题，提出针对性干预措施，降低孕产妇死亡率

第三十三章　妇产科常用特殊检查

- ● **重点**　女性生殖器官活组织检查，输卵管通畅检查，常用穿刺检查
- ○ **难点**　生殖道脱落细胞学检查，宫颈脱落细胞 HPV 检测
- ★ **考点**　女性生殖器官活组织检查的适应证及注意事项，常用穿刺检查的适应证及注意事项

第一节　产前筛查和产前诊断
常用的检查方法

一、产前筛查技术

1. 非整数倍染色体异常的产前血清生化筛查　化验孕妇血液，判断胎儿患病程度。

2. 胎儿畸形超声筛查　排出大部分胎儿畸形。

3. 无创产前筛查　通过对胎儿 DNA 的测序技术，是无创产前检查技术的基础。

二、胎儿遗传疾病产前诊断常用技术

（1）羊膜腔穿刺术。

（2）绒毛穿刺取样。

（3）经皮脐血穿刺技术。

（4）胎儿组织活检。

（5）胚胎植入前诊断。

第二节 羊水检查

羊水检查是采用多种实验室技术对羊水成分进行分析的一种产前检查方法。

适应证及临床应用	1. 遗传病的产前诊断和遗传代谢病的产前筛查 （1）染色体疾病及基因组疾病：通过羊水细胞培养进行传统的染色体核型分析，可用于诊断染色体的数目异常和结构异常 （2）基因疾病：从羊水细胞提取胎儿 DNA，针对目标基因直接或间接分析 （3）遗传代谢病的产前筛查：通过羊水酶学分析，可诊断因遗传基因突变引起的某种蛋白质或酶的异常或缺陷 2. 宫内病原体感染的产前诊断：检测有助于明确是否存在宫内感染 3. 胎儿肺成熟检查 （1）卵磷脂/鞘磷脂比值测定：L/S > 2 提示胎儿肺成熟 （2）磷脂酰甘油测定：测定胎儿肺成熟优于 L/S 比值法。糖尿病合并妊娠时，即使 L/S > 2，但未出现 PG，则提示胎儿肺未成熟

第三节 生殖道脱落细胞学检查

女性生殖道细胞通常指阴道、子宫颈管、子宫及输卵管的上皮细胞。临床上常通过检查生殖道脱落上皮细胞反映其生理及病理变化。生殖道脱落上皮细胞包括阴道上段、子宫颈阴道部、子宫、输卵管及腹腔的上皮细胞，其中以阴道上段、子宫颈阴道部的上皮细胞为主。

生殖道脱落细胞学检查是通过观察女性生殖道脱落上皮细胞形态，早期诊断肉眼不易发现的恶性肿瘤及测定女性性激素水平的一项技术，方法简便，是防癌普查及妇科内分泌检查中不可缺少的手段之一。阴道上皮细胞受卵巢激素影响有周期性改变，故临床上常应用观察阴道脱落细胞以间接了解卵巢功能，一次涂片仅能反映当时的卵巢功能，因此必须定期连续观察，才能正确掌握卵巢功能的动态变化。取标本前 24 小时，阴道禁止性交、检查、灌洗及局部上药等，以免影响检查结果。

正常生育年龄妇女的阴道脱落细胞主要为表层细胞，中层细胞极少，看不到底层细胞。通过阴道涂片检查，可以了解闭经，功能失调性子宫出血等月经异常病人的卵巢功能及其动态变化，有助于诊断和观察治疗效果。

第四节　宫颈脱落细胞 HPV 检测

人乳头瘤病毒（HPV）是一种属于乳头多瘤病毒科的乳头瘤空泡病毒 A 属，是环状双联 DNA 病毒，能引起人体皮肤黏膜的鳞状上皮增殖。

细胞学和高危型 HPV 检测均为阴性者，发病风险很低，筛查间隔为 3~5 年；细胞学阴性而高危型 HPV 阳性者发病风险增高，可于 1 年后复查；ASC–US 及以上且 HPV 阳性或细胞学 LSL 及以上或 HPV16/HPV18 阳性者转诊阴道镜。65 岁以上妇女，若过去 20 年有完善的阴性筛查结果、无高级别病变病史，可终止筛查；任何年龄妇女，若因良性疾病已行全子宫切除、并无高级别病变史，也可终止筛查。

第五节　妇科肿瘤标志物检查

1. 癌抗原125　最广泛的卵巢上皮性肿瘤标志物。

2. 糖链抗原19－9　直肠癌细胞系相关抗原的单克隆抗体。

3. 甲胎蛋白　对卵巢恶性生殖细胞肿瘤尤其是内胚窦瘤的诊断有较高价值。

4. 癌胚抗原　肿瘤类别无特异性标记功能。

5. 鳞状细胞癌抗原　对肿瘤患者有判断预后检测病情发展的作用。

6. 人附睾蛋白4　上皮卵巢癌肿瘤标志物。

第六节　女性生殖器官活组织检查

生殖器官活组织检查是自生殖器官病变处或可疑部位取小部分组织做病理学检查，简称活检。绝大多数的活检可以作为诊断的最可靠依据。

一、活组织检查

外阴活组织检查	1. 适应证：①确定外阴色素减退疾病的类型及排除恶变者；②外阴部赘生物或久治不愈的溃疡；③外阴特异性感染，如结核、尖锐湿疣、阿米巴等 2. 禁忌证：①外阴急性化脓性感染；②月经期；③疑恶性黑色素瘤 3. 方法：患者取膀胱截石位，常规外阴消毒，铺盖无菌孔巾，取材部位以0.5%利多卡因做局部浸润麻醉。小赘生物可自蒂部剪下或用活检钳钳取，局部压迫止血，病灶面积大者行部分切除。标本置10%甲醛溶液中固定后送病检

阴道活组织检查	1. 适应证：阴道赘生物、阴道溃疡灶 2. 禁忌证：急性外阴炎、阴道炎、宫颈炎、盆腔炎 3. 方法：患者取膀胱截石位，阴道窥器暴露活检部位并消毒。活检钳咬取可疑部位组织，对表面有坏死的肿物，要取至深层新鲜组织。无菌纱布压迫止血，必要时阴道内放置无菌带尾棉球压迫止血，嘱其24小时后自行取出
宫颈活组织检查	1. 适应证：①阴道镜诊断宫颈癌或可疑癌者；②阴道镜诊断宫颈癌，但细胞学为 ASC – H 及以上或 AGG 及以上或阴道镜检查不充分或检查者经验不足等；③肉眼检查可疑癌 2. 方法：①患者取膀胱截石位，阴道窥器暴露宫颈，用干棉球揩净宫颈黏液及分泌物，局部消毒。②用活检钳在子宫颈外口鳞 – 柱状上皮交界处或肉眼糜烂较深或特殊病变处取材。可疑子宫颈癌者选3、6、9、12点4点取材。临床已明确为子宫颈癌，只为明确病理类型或浸润程度时可做单点取材。为提高取材准确性，可在阴道镜检指引下行定位活检，或在宫颈阴道部涂以碘溶液，选择不着色区取材。③子宫颈局部填带尾棉球压迫止血，嘱患者24小时后自行取出 3. 注意事项：①患有阴道炎症（阴道滴虫及真菌感染等）应治愈后再取活检。②妊娠期原则上不做活检，以避免流产、早产，但临床高度怀疑宫颈恶性病变者仍应检查。月经前期不宜做活检，以免与活检处出血相混淆，且月经来潮时创口不易愈合，有增加内膜在切口种植机会

续表

子宫内膜活组织检查	间接反映卵巢功能，直接反映子宫内膜病变。判断子宫发育程度及有无宫颈管及宫腔粘连，为妇科临床常用的辅助诊断方法 1. 适应证：①确定月经失调类型；②检查不孕症病因；③异常阴道流血或绝经后阴道流血，需排除子宫内膜器质性病变者 2. 禁忌证：①急性、亚急性生殖道炎症；②可疑妊娠；③急性严重全身性疾病；④体温 >37.5℃ 者 3. 采取时间及部位：①了解卵巢功能通常可在月经期前 1~2 日取，一般多在月经来潮 6 小时内取，自宫腔前、后壁各取一条内膜。闭经如能排除妊娠则随时可取。②功能失调性子宫出血者，如疑为子宫内膜增生症，应于月经前 1~2 日或月经来潮 6 小时内取材。疑为子宫内膜不规则脱落时，则应于月经第 5~7 日取材。③原发性不孕者，应在月经来潮前 1~2 日取材。如为分泌相内膜，提示有排卵。内膜仍呈增生期改变则提示无排卵。④疑有子宫内膜结核，应于经前 1 周或月经来潮 6 小时内诊刮。检查前 3 日及术后 4 日每日肌内注射链霉素 0.75g 及异烟肼 0.3g 口服，以防诊断性刮宫引起结核病灶扩散。⑤疑有子宫内膜癌者随时可取 4. 方法：①排尿后取膀胱截石位，查明子宫大小及位置。②常规消毒外阴，铺孔巾。阴道窥器暴露宫颈，碘酒、酒精消毒子宫颈及子宫颈外口。③以子宫颈钳夹持子宫颈前唇或后唇，用探针测量子宫颈管及子宫腔深度。④使用专用活检钳，以取到适量子宫内膜组织为标准。若无专用活检钳可用小刮匙代替，将刮匙送达宫底部，自上而下滑宫壁刮取（避免来回刮），夹出组织，置于无菌纱布上，再取另一条。术毕取下宫颈钳，收集全部组织同定于 4% 甲醛溶液中送检。检查申请单要注明末次月经时间

二、诊断性子宫颈锥切术

<table>
<tr>
<td rowspan="8">诊断性子宫颈锥切术</td>
<td>适应证</td>
<td>1. 子宫颈刮片细胞学检查多次找到恶性细胞，而宫颈多处活检及分段诊刮病理检查均未发现癌灶者
2. 子宫颈活检为 HSIL，而临床可疑为浸润癌，为明确病变累及程度及决定手术范围者
3. 子宫颈活检证实为原位腺癌</td>
</tr>
<tr>
<td>禁忌证</td>
<td>1. 阴道、子宫颈、子宫及盆腔有急性或亚急性炎症
2. 有血液病等出血倾向</td>
</tr>
<tr>
<td>方法</td>
<td>1. 受检者在蛛网膜下腔或硬膜外阻滞麻醉下取膀胱截石位，外阴、阴道消毒，铺无菌巾
2. 导尿后，用阴道窥器暴露宫颈并消毒阴道、子宫颈及子宫颈外口
3. 以子宫颈钳钳夹子宫颈前唇向外牵引。扩张子宫颈管并做子宫颈管搔刮术。子宫颈涂碘液，在病灶外或碘不着色区外 0.5cm 处，以尖刀在宫颈表做 0.2cm 环形切口，包括子宫颈上皮及少许皮下组织。按 30°~50°向内做宫颈锥形切除。根据不同的手术指征，可深入子宫颈管 1~2.5cm，呈锥形切除
4. 于切除标本 12 点处做标志。以 4% 甲醛溶液固定，送病理检查
5. 创南止血用无菌纱布压迫多可奏效。若有动脉出血，可用肠线缝扎止血，也可加用止血粉、吸收性明胶海绵、凝血酶等止血
6. 将要行子宫切除者，子宫切除手术最好在锥切术后 48 小时内进行，可行宫颈前后唇相对缝合封闭创面止血。若不能在短期内行子宫切除或无需做进一步手术者，则应行宫颈成形缝合术或荷包缝合术，术毕探查宫颈管</td>
</tr>
<tr>
<td>注意事项</td>
<td>不宜用电刀、激光刀，以免破坏边缘组织而影响诊断
应在月经净后 3~7 日内施行。术后用抗生素预防感染。术后 6 周探查子宫颈管有无狭窄。2 个月内禁性生活及盆浴</td>
</tr>
</table>

三、诊断性刮宫

简称诊刮，是诊断宫腔疾病采用的重要方法之一。目的是刮取宫腔内容物（子宫内膜和其他组织）做病理检查协助诊断。若同时疑有宫颈管病变时，需对宫颈管及宫腔分步进行诊断性刮宫，简称分段诊刮。

一般诊断性刮宫	1. 适应证：①子宫异常出血或阴道排液，需证实或排除子宫内膜癌、子宫颈管癌，或其他病变如流产、子宫内膜炎等；②月经失调，如功能失调性子宫出血或闭经，需了解子宫内膜变化及其对性激素的反应；③不孕症，需了解有无排卵或疑有子宫内膜结核者；④因宫腔内有组织残留或功能失调性子宫出血长期多量出血时，刮宫不仅有助于诊断，还有止血效果 2. 禁忌证：滴虫、真菌感染或细菌感染的急性阴道炎、宫颈炎，急性或亚急性盆腔炎 3. 方法：与子宫内膜活组织检查基本相同，一般不需麻醉。对宫颈内口较紧者，酌情给予镇痛剂、局麻或静脉麻醉
分段诊断性刮宫	1. 适应证：区分子宫内膜癌及子宫颈管癌；异常子宫出血可疑为子宫内膜癌者 2. 方法：先不探查宫腔深度，以免将子宫颈管组织带入宫腔混淆诊断 用小刮匙自宫颈内口至外口顺序刮子宫颈管一周，将所刮取组织置纱布上，然后刮匙进入宫腔刮取子宫内膜。刮出子宫颈管黏膜及宫腔内膜组织分别装瓶、固定，送病理检查。若刮出物肉眼观察高度怀疑为癌组织时，不应继续刮宫，以防出血及癌扩散。若肉眼观察未见明显癌组织时，应全面刮宫，以防漏诊

续表

诊刮时注意事项	1. 不孕症或功能失调性子宫出血患者，应选在月经前或月经来潮6小时内刮宫，以判断有无排卵或黄体功能不良 2. 出血、子宫穿孔、感染是刮宫的主要并发症。有些疾病可能导致刮宫时大出血。应术前输液、配血并做好开腹准备。哺乳期、绝经后及子宫患有恶性肿瘤者，均应查清子宫位置并仔细操作，以防子宫穿孔。长期有阴道流血者，宫腔内常有感染。刮宫能促使感染扩散，术前术后应给予抗生素。术中严格无菌操作。刮宫患者术后2周内禁性生活及盆浴，以防感染 3. 疑子宫内膜结核者，刮宫时要特别注意刮子宫两角部，因该部位阳性率较高 4. 术者在操作时唯恐不彻底，反复刮宫，不但伤及子宫内膜基底层，甚至刮出肌纤维组织，造成子宫内膜炎或宫腔粘连，导致闭经，应注意避免

第七节　女性内分泌激素的测定

一、下丘脑促性腺激素释放激素测定

GnRH刺激试验	临床意义 ①青春期延迟：GnRH兴奋试验呈正常反应 ②垂体功能减退：如希恩综合征、垂体肿瘤、空蝶鞍综合征等引起垂体组织遭到破坏的疾病，GnRH兴奋试验呈无反应或低弱反应 ③下丘脑功能减退：可能出现延迟反应或正常反应，多见于下丘脑性闭经 ④卵巢功能不全：FSH、LH基值均 > 30U/L，GnRH兴奋试验呈活跃反应 ⑤多囊卵巢综合征：LH/FSH比值≥2～3，GnRH兴奋试验呈现活跃反应

续表

氯米芬试验	临床意义 ①下丘脑病变：下丘脑病变时对氯米芬试验无反应，而对 GnRH 刺激试验有反应 ②青春期延迟：可通过 GnRH 兴奋试验判断青春期延迟是否为下丘脑或垂体病变所致

二、垂体促性腺激素测定

血 FSH 参考范围（U/L）		血 LH 参考范围（U/L）	
测定时期	参考范围	测定时期	参考范围
卵泡期、黄体期	1～9	卵泡期、黄体期	1～12
排卵期	6～26	排卵期	16～104
绝经期	30～118	绝经期	16～66

临床应用

①鉴别闭经原因；②排卵监测；③协助诊断多囊卵巢综合征；④诊断性早熟；⑤卵巢早衰。

三、垂体催乳素测定

正常值：不同时期血 PL 正常范围为：非妊娠期 < 1.14mmol/L；妊娠早期 < 3.64mmol/L；妊娠中期 < 7.28mmol/L；妊娠晚期 < 18.20 mmol/L。

四、雌激素测定

血 E_2、E_1 参考值（pmol/L）		
测定时期	E_2 参考范围	E_1 参考范围
青春前期	18.35～110.1	62.90～162.8
卵泡期	92.0～275.0	125.0～377.4
排卵期	734.0～2200.0	125.0～377.4
黄体期	367.0～1101.0	125.0～377.4
绝经后	< 100.0	－

血 E_3 参考值（pmol/L）	
测定时期	参考范围
成人（女，非妊娠状态）	< 7
妊娠 24 ~ 28 周	104 ~ 594
妊娠 29 ~ 32 周	139 ~ 763
妊娠 32 ~ 36 周	208 ~ 972
妊娠 37 ~ 40 周	278 ~ 1215

五、孕激素测定

血孕酮正常范围（nmol/L）

测定时期	参考范围	测定时期	参考范围
卵泡期	< 3.2	妊娠中期	159 ~ 318
黄体期	9.5 ~ 89	妊娠晚期	318 ~ 1272
妊娠早期	63.6 ~ 95.4	绝经后	< 2.2

临床应用

1. 排卵监测 血孕酮水平 > 15.9nmol/L，提示有排卵。

2. 评价黄体功能 黄体期血孕酮水平低于生理值，提示黄体功能不足；月经来潮 4 ~ 5 日血孕酮仍高于生理水平，提示黄体萎缩不全。

3. 辅助诊断异位妊娠 孕酮水平 > 78.0nmol/L 基本可排除异位妊娠。

4. 辅助诊断先兆流产 孕酮若有下降趋势，有可能流产。

5. 观察胎盘功能 单次血清孕酮水平 ≤ 15.6nmol/L（5ng/ml），提示为死胎。

6. 孕酮替代疗法的监测 孕早期切除黄体侧卵巢后，应用天然孕酮替代疗法时应监测血清孕酮水平。

六、雄激素测定

血总睾酮参考范围（nmol/L）

测定时间	参考范围	测定时间	参考范围
卵泡期	< 1.4	黄体期	< 1.7
排卵期	< 2.1	绝经后	< 1.2

七、人绒毛膜促性腺激素测定

不同时期血清 hCG 浓度（U/L）

测定时期	参考范围	测定时期	参考范围
非妊娠妇女	< 3.1	妊娠 40 日	> 2000
妊娠 7 ~ 10 日	> 5.0	滋养细胞疾病	> 100000
妊娠 30 日	> 100		

临床应用

1. 妊娠诊断 血 hCG 定量免疫测定 < 3.1μg/L 时为妊娠阴性，血浓度 > 25U/L 为妊娠阳性。

2. 异位妊娠 血 hCG 维持在低水平，间隔 2 ~ 3 日测定无成倍上升，应怀疑异位妊娠

3. 妊娠滋养细胞疾病的诊断和监测

4. 性早熟和肿瘤

八、人胎盘生乳素测定

不同时期血 hPL 参考范围（mg/L）

测定时期	参考范围	测定时期	参考范围
非孕期	< 0.5	妊娠 30 周	2.8 ~ 5.8
妊娠 22 周	1.0 ~ 3.8	妊娠 40 周	4.8 ~ 12.0

临床应用

1. 监测胎盘功能。

2. 糖尿病合并妊娠。

3. 胎盘部位滋养细胞肿瘤 血清 hPL 轻度升高。

九、口服葡萄糖耐量试验（OGTT）–胰岛素释放试验

（OGTT）–胰岛素释放试验结果参考范围

75g 口服葡萄糖耐量试验（OGTT）	血糖水平（mmol/L）	胰岛素释放试验（口服75g 葡萄糖）	胰岛素水平（mU/L）
空腹	< 5.1	空腹	4.2 ~ 16.2
1 小时	< 10.0	1 小时	41.8 ~ 109.8
2 小时	< 80.5	2 小时	26.2 ~ 89.0
		3 小时	5.2 ~ 43.0

临床应用

1. 糖尿病分型 胰岛素释放试验结合病史及临床特点有助于糖尿病的诊断分型。胰岛素分泌不足提示胰岛功能严重受损，可能为 1 型糖尿病；胰岛素分泌高峰延迟为 2 型糖尿病的特点。

2. 协助诊断某些妇科疾病 高胰岛素血症及胰岛素抵抗有助于诊断多囊卵巢综合征、子宫内膜癌等。

第八节　输卵管通畅检查

输卵管通畅检查主要目的是检查输卵管是否畅通，了解宫腔和输卵管腔形态及输卵管阻塞部位。常用方法有输卵管通液术、子宫输卵管造影术。输卵管通气术因有发生气栓的潜在危险，临床已逐渐被其他方法所取代。近年随着内镜的应用，已普遍采用腹腔镜直视下输卵管通液检查、宫腔镜下经输卵管

口插管通液检查和腹腔镜联合检查等方法。

一、输卵管通液术

输卵管通液术是检查输卵管是否通畅的一种方法，并有一定治疗功效。通过导管向宫腔内注入液体，根据注液阻力大小、有无回流及注入液体量和患者感觉等判断输卵管是否通畅。广泛用于临床。

适应证	1. 不孕症，男方精液正常，疑有输卵管阻塞者 2. 检验和评价输卵管绝育术、输卵管再通术或输卵管成形术的效果 3. 对输卵管黏膜轻度粘连有疏通作用
禁忌证	1. 内外生殖器急性炎症或慢性炎症急性或亚急性发作 2. 月经期或有不规则阴道流血 3. 可疑妊娠 4. 严重的全身性疾病，如心、肺功能异常等，不能耐受手术者 5. 体温 >37.5℃
术前准备	1. 月经干净 3～7 日，术前 3 日禁性生活 2. 术前半小时肌内注射阿托品 0.5mg 解痉 3. 患者排空膀胱
方法	1. 患者取膀胱截石位，双合诊了解子宫位置及大小，外阴、阴道常规消毒后铺无菌巾 2. 放置阴道窥器充分暴露宫颈，再次消毒阴道穹隆及宫颈，以宫颈钳钳夹宫颈前唇，沿宫腔方向置入宫颈导管，并使其与宫颈外口紧密相贴 3. 用 Y 形管将宫颈导管与压力表、注射器相连，压力表应高于 Y 形管水平，以免液体进入压力表 4. 将注射器与宫颈导管相连，并使宫颈导管内充满生理盐水或抗生素溶液（庆大霉素 8 万 U、地塞米松 5mg、透明质酸酶 1500U、注射用水 20ml，可加用 0.5% 利多卡因 2ml 减少输卵管痉挛）。排出空气后沿宫腔方向将其置入宫颈管内，缓慢推注液体，压力不超过 160mmHg。观察推注时阻力大小、经宫颈注入的液体是否回流、患者下腹部是否疼痛等

续表

结果评定	1. 输卵管通畅：顺利推注 20ml 生理盐水无阻力，压力维持在 60~80mmHg 以下，或开始有阻力，后阻力消失，无液体回流，患者无不适感，提示输卵管通畅 2. 输卵管阻塞：注入 5ml 即感有阻力，压力表见压力持续上升，患者感下腹胀痛，停止推注后液体又回流至注射器内，表明输卵管阻塞 3. 输卵管通而不畅：注射液体有阻力，再经加压注入又能推进，说明有轻度粘连已被分离，患者感轻微腹痛
注意事项	1. 所用无菌生理盐水温度以接近体温为宜 2. 注入液体时必须使宫颈导管紧贴宫颈外口，防止液体外漏 3. 术后 2 周禁盆浴及性生活，酌情给予抗生素预防感染

二、子宫输卵管造影

子宫输卵管造影通过导管向宫腔及输卵管注入造影剂，行 X 线透视及摄片，根据造影剂在输卵管及盆腔内的显影情况了解输卵管是否通畅、阻塞部位及宫腔形态。该检查损伤小，能对输卵管阻塞做出较正确诊断。准确率达 80%，且有一定治疗作用。

适应证	①了解输卵管是否通畅及其形态、阻塞部位；②了解宫腔形态，确定有无子宫畸形及类型，有无宫腔粘连、子宫黏膜下肌瘤、子宫内膜息肉及异物等；③内生殖器结核非活动期；④不明原因的习惯性流产，了解宫颈内口是否松弛，宫颈及子宫有无畸形
禁忌证	①内、外生殖器急性或亚急性炎症；②严重的全身性疾病，不能耐受手术；③妊娠期、月经期；④产后、流产、刮宫术后 6 周内；⑤碘过敏者

术前准备	1. 造影时间以月经干净3~7日为宜，术前3日禁性生活 2. 做碘过敏试验 3. 术前半小时肌内注射阿托品0.5mg解痉 4. 术前排空膀胱，便秘者术前清洁灌肠
方法	1. 设备及器械：X线放射诊断仪、子宫导管、阴道窥器、宫颈钳、长弯钳、20ml注射器 2. 造影剂：油剂（40%碘化油）密度大，显影效果好，刺激小。过敏少，但检查时间长，吸收慢，易引起异物反应，形成肉芽肿或形成油栓。水剂（76%泛影葡胺液）吸收快，检查时间短，但子宫输卵管边缘部分显影欠佳，细微病变不易观察，有的患者在注药时有刺激性疼痛 3. 操作步骤 （1）患者取膀胱截石位，常规消毒外阴、阴道，铺无菌巾，检查子宫位置及大小 （2）以阴道窥器扩张阴道，充分暴露宫颈，再次消毒宫颈及阴道穹隆，用宫颈钳钳夹宫颈前唇，探查宫腔 （3）将40%碘化油充满宫颈导管，排出空气。沿宫腔方向将其置入宫颈管内，徐徐注入碘化油，在X线透视下观察碘化油流经输卵管及宫腔情况并摄片。24小时后再摄盆腔平片，以观察腹腔内有无游离碘化油。若刚泛影葡胺液造影，应在注射后立即摄片，10~20分钟后第二次摄片，观察泛影葡胺液流入盆腔情况 4. 注入碘化油后子宫角圆钝，输卵管不显影，则考虑输卵管痉挛，可保持原位，肌注阿托品0.5mg或针刺合谷、内关穴，20分钟后再透视、摄片。或停止操作，下次摄片前先使用解痉药物
结果评定	1. 正常子宫呈倒三角形，双侧输卵管显影形态柔软，24小时后摄片盆腔内见散在造影剂 2. 宫腔异常：患子宫内膜结核时子宫失去原有的倒三角形态，内膜呈锯齿状不平。患子宫黏膜下肌瘤时可见宫腔充盈缺损。子宫畸形时有相应显示 3. 输卵管异常：输卵管结核显示输卵管形态不规则、僵直或呈串珠状，有时可见钙化点。输卵管积水见输卵管远端呈气囊状扩张。24小时后盆腔X线摄片未见盆腔内散在造影剂，说明输卵管不通。输卵管发育异常，可见过长或过短的输卵管、异常扩张的输卵管、输卵管憩室等

注意事项	1. 碘化油充盈宫颈导管时，须排尽空气。以免空气进入宫腔造成充盈缺损，引起误诊 2. 宫颈导管与宫颈外口必须紧贴，以防碘化油流入阴道内 3. 宫颈导管勿插入太深，以免损伤子宫或引起子宫穿孔 4. 注碘化油时用力不可过大，推注不可过快，防止损伤输卵管 5. 透视下发现造影剂进入异常通道，同时患者出现咳嗽，应警惕发生油栓，立即停止操作，取头低脚高位，严密观察 6. 造影后 2 周禁盆浴及性生活，可酌情给予抗生素预防感染 7. 有时因输卵管痉挛造成输卵管不通的假象，必要时重复进行

三、妇科内镜输卵管通畅检查

近年随着妇科内镜的大量采用，为输卵管通畅检查提供了新方法，包括腹腔镜直视下输卵管通液检查、宫腔镜下经输卵管口插管通液检查和腹腔镜联合检查等方法，其中腹腔镜直视下输卵管通液检查准确率达 90～95%。内镜手术对器械要求较高，且是创伤性手术，故不推荐为常规检查方法，通常仅对不孕、不育患者行内镜检查时例行输卵管通液（加用亚甲蓝染液）检查。

第九节　常用穿刺检查

一、经腹壁腹腔穿刺术

妇科病变多位于盆腔及下腹部，故通过经腹壁腹腔穿刺术明确盆、腹腔积液性质或查找肿瘤细胞。经腹壁腹腔穿刺术既可诊断又可治疗。穿刺抽出的液体，除观察其颜色、浓度及黏稠度外，还要根据病史决定送检项目，包括常规化验检查、细胞学检查、细菌培养、药敏试验等。

适应证	①协助诊断腹腔积液的性质；②鉴别贴近腹壁的肿物性质；③穿刺放出部分腹水，使呼吸困难等症状暂时缓解，使腹壁松软易于腹部及盆腔检查；④腹腔穿刺注入药物行卵巢癌化疗；⑤气腹造影时，作穿刺注入 CO_2，拍摄 X 线片，盆腔器官可清晰显影
禁忌证	①疑有腹腔内严重粘连者，特别是晚期卵巢癌广泛盆、腹腔转移致肠梗阻者；②疑为巨大卵巢囊肿者
方法	1. 经腹 B 超引导下穿刺，需膀胱充盈。经阴道 B 超指引下穿刺，术前排空膀胱 2. 腹腔积液量较多及囊内穿刺时，患者取仰卧位。液量较少取半卧位或侧斜卧位。穿刺点一般选择在脐与左髂前上棘连线中外 1/3 交界处，囊内穿刺点宜在囊性感明显部位 3. 常规消毒穿刺区皮肤，铺无菌孔巾，术者需戴无菌手套 4. 穿刺一般不需麻醉，由于精神过于紧张者，0.5% 利多卡因行局部麻醉，深达腹膜 5. 7 号穿刺针从选定点垂直刺入腹腔，穿透腹膜时针头阻力消失，拔去针芯，见有液体流出，用注射器抽出适量液体送检。腹水细胞学检验需 100 ~ 200ml，其他检查仅需 10 ~ 20ml。若需放腹水则接导管，导管另一端连接器皿。放液量及导管放置时间可根据患者病情和诊治需要而定。若为查明盆腔内有无肿瘤存在，可放至腹壁变松软易于检查为止 6. 操作结束，拔出穿刺针。局部再次消毒，覆盖无菌纱布，固定。若针眼有腹水溢出可稍加压迫

穿刺液性质和结果判断	1. 血液 （1）新鲜血液：放置后迅速凝固，为刺伤血管，应改变穿刺针方向，或重新穿刺 （2）陈旧性暗红色血液：放置10分钟以上不凝固表明有腹腔内出血。多见于异位妊娠、卵巢黄体破裂或其他脏器破裂（如脾破裂等） （3）小血块或不凝固陈旧性血液：多见于陈旧性宫外孕 （4）巧克力色黏稠液体：镜下见不成形碎片，多为卵巢子宫内膜异位囊肿破裂 2. 脓液：呈黄色、黄绿色、淡巧克力色，质稀薄或浓稠，有臭味。提示盆腔及腹腔内有化脓性病变或脓肿破裂。脓液应行细胞学涂片、细菌培养、药物敏感试验。必要时行切开引流术 3. 炎性渗出物：呈粉红色、淡黄色混浊液体。提示盆腔及腹腔内有炎症。应行细胞学涂片、细菌培养、药物敏感试验 4. 腹水：有血性、浆液性、黏液性等，应送常规化验，包括比重、总细胞数、红细胞数、白细胞数、蛋白定量、浆膜黏蛋白试验（Rivalta test）及细胞学检查。必要时检查抗酸杆菌、结核杆菌培养及动物接种。肉眼血性腹水，多疑为恶性肿瘤，应行癌细胞检查
注意事项	1. 严格无菌操作，以免腹腔感染 2. 控制针头进入深度，以免刺伤血管及肠管 3. 大量放液时，针头必须固定好，以免针头移动损伤肠管。放液速度不宜过快，每小时放液量不应超过1000ml，一次放液量不应超过4000ml，并严密观察患者血压、脉搏、呼吸等生命体征，随时控制放液量及放液速度，若出现休克征象，应立即停止放腹水 4. 向腹腔内注入药物应慎重，很多药物不宜腹腔内注入 5. 术后卧床休息8~12小时，给予抗生素预防感染

二、经阴道后穹隆穿刺术

直肠子宫陷凹是腹腔最低部位，腹腔内积血、积液、积脓易积存于该处。阴道后穹隆顶端与直肠子宫陷凹贴接，选择经阴道后穹隆穿刺术行抽出物的肉眼观察、化验、病理检查，是妇产科临床常用的辅助诊断方法。

适应证	①疑有腹腔内出血时，如宫外孕、卵巢黄体破裂等。②疑盆腔内有积液、积脓时，可做穿刺抽液检查，以了解积液性质；以及盆腔脓肿的穿刺引流及局部注射药物。③盆腔肿块位于直肠子宫陷凹内，经后穹隆穿刺直接抽吸肿块内容物做涂片，行细胞学检查以明确性质。若高度怀疑恶性肿瘤，应尽量避免穿刺。一旦穿刺诊断为恶性肿瘤，应及早手术。④B超引导下行卵巢子宫内膜异位囊肿或输卵管妊娠部位注药治疗。⑤B超引导下经阴道后穹隆穿刺取卵，用于各种助孕技术
禁忌证	①盆腔严重粘连，直肠子宫陷凹被较大肿块完全占据，并已凸向直肠；②疑有肠管与子宫后壁粘连；③临床高度怀疑恶性肿瘤；④异位妊娠准备采用非手术治疗时，应避免穿刺，以免引起感染
方法	患者排空膀胱，取膀胱截石位。外阴常规消毒，铺巾。阴道检查了解子宫、附件情况，注意阴道后穹隆是否膨隆。阴道窥器充分暴露宫颈及阴道后穹隆并消毒。宫颈钳钳夹宫颈后唇，向前提拉，充分暴露阴道后穹隆，再次消毒。用22号长针头接5~10ml注射器，检查针头有无堵塞，在后穹隆中央或稍偏病侧，距离阴道后壁与宫颈后唇交界处稍下方平行宫颈管刺入，当针穿过阴道壁，有落空感（进针深约2cm）后立即抽吸，必要时适当改变方向或深浅度，如无液体抽出，可边退针边抽吸。针头拔出后，穿刺点如有活动性出血，可用棉球压迫片刻。血止后取出阴道窥器

续表

注意事项	1. 穿刺方向应是阴道后穹隆中点进针与宫颈管平行的方向，深入至直肠子宫陷凹，不可过分向前或向后，以免针头刺入宫体或进入直肠 2. 穿刺深度要适当，一般 2~3cm，过深可刺入盆腔器官或穿入血管。若积液量较少时，过深的针头可超过液平面，抽不出液体而延误诊断 3. 有条件或病情允许时，先行 B 超检查。协助诊断直肠子宫陷窝有无液体及液体量 4. 阴道后穹隆穿刺未抽出血液，不能完全除外宫外孕。内出血量少、血肿位置高或与周围组织粘连时，均可造成假阴性 5. 抽出液体均应涂片，行常规及细胞学检查

三、经腹壁羊膜穿刺术

在中晚期妊娠时，用穿刺针经腹壁、子宫壁进入羊膜腔抽取羊水供临床分析诊断，或注入药物或生理盐水用于治疗。

适应证	1. 治疗：①胎儿异常或死胎需做羊膜腔内注药（依沙吖啶等）引产终止妊娠；②必须短期内终止妊娠，但胎儿未成熟需行羊膜腔内注入皮质激素以促进胎儿肺成熟；③羊水过多胎儿无畸形，需放出适量羊水以改善症状及延长孕期，提高胎儿存活率；④羊水过少胎儿无畸形，可间断于羊膜腔内注入适量生理盐水，以预防胎盘和脐带受压，减少胎儿肺发育不良或胎儿窘迫；⑤胎儿生长受限者，可于羊膜腔内注入氨基酸等促进胎儿发育；⑥母儿血型不合需给胎儿输血 2. 产前诊断：见此章第二节"羊水检查"
禁忌证	1. 用于产前诊断时：①孕妇曾有流产征兆；②术前 24 小时内两次体温 >37.5℃ 2. 用于羊膜腔内注射药物引产时：①心、肝、肺、肾疾患在活动期或功能严重异常；②各种疾病的急性阶段；③有急性生殖道炎症；④术前 24 小时内两次体温 >37.5℃

续表

术前准备	1. 孕周选择：胎儿异常引产者，宜在孕 16～26 周之内。产前诊断者，宜在孕 16～22 周，此时子宫轮廓清楚，羊水量相对较多，易抽取不易伤及胎儿，且羊水细胞易存活，培养成功率高 2. 穿刺部位的选择 (1) 助手固定子宫，于宫底下 2～3 横指中线或两侧选择囊性透明显部位作为穿刺点 (2) B 超定位：穿刺前先行胎盘及羊水暗区定位。经 B 超定位标记后操作。穿刺时避开胎盘，在羊水量相对较多的暗区进行。 3. 中期妊娠引产术前准备：测血压、脉搏、体温，进行全身检查及妇科检查，注意有无盆腔肿瘤、子宫畸形及宫颈发育情况。血、尿常规，出凝血时间，血小板计数和肝功能。会阴部备皮
方法	孕妇排尿后取仰卧位，腹部皮肤常规消毒，铺无菌孔巾。在选择好的穿刺点，0.5% 利多卡因行局部浸润麻醉。用 22 或 20 号腰穿针垂直刺入腹壁，穿刺阻力第一次消失。表示进入腹腔。继续进针又有阻力表示进入宫壁，阻力又有消失表示已达羊膜腔。拔出针芯即有羊水溢出。抽取所需羊水量或直接注药。将针芯插入穿刺针内，迅速拔针，敷以无菌干纱布，加压 5 分钟后胶布固定
注意事项	1. 严格无菌操作，以防感染 2. 穿刺针应细，进针不可过深过猛，尽量一次成功，避免多次操作，不得超过 2 次 3. 穿刺前查明胎盘位置，勿伤及胎盘。经胎盘穿刺者，羊水可能经穿刺孔进入母体血循环而发生羊水栓塞。穿刺与拔针前后应注意孕妇有无呼吸困难、发绀等异常，警惕发生羊水栓塞可能

续表

注意事项	4. 抽不出羊水：常因针被羊水中的有形物质阻塞，用有针芯的穿刺针可避免。有时穿刺方向、深度稍加调整即可抽出羊水 5. 抽出血液：出血可来自腹壁、子宫壁、胎盘或刺伤胎儿血管，应立即拔出穿刺针并压迫穿刺点，加压包扎。若胎心无明显改变，一周后再行穿刺 6. 受术者须住院观察，医护人员严密观察受术者穿刺后有无副反应

第十节 妇科影像检查

超声检查	1. B超检查：检测胎儿发育是否正常、有无畸形，测定胎盘位置和成熟度及羊水量子宫肌瘤，子宫腺肌瘤等 2. 彩色多普勒超声检查：进行胎母血流检测，判断盆、腹腔肿瘤的血流动力学及分布 3. 三维超声扫描技术：准确显示物体表面结构和精确测量不规则物体的体积
X线检查	了解子宫腔和输卵管腔内形态，是诊断先天性子宫畸形和输卵管通畅程度常用的检查方法
计算机体层扫描检查	用于各种妇科肿瘤治疗方案制订，疗效观察
磁共振成像检查	仅用于超声诊断难以确定的病例
正电子发射体层显像	用于妇科恶性肿瘤的诊断，鉴别诊断，预后评价及复发诊断

小结速览

妇产科常用特殊检查
- 产前筛查和产前诊断常用的检查方法
- 羊水检查
  - 染色体疾病及基因组疾病：羊水细胞
  - 基因疾病：羊水细胞
  - 遗传代谢病的产前筛查：羊水酶学
- 生殖道脱落细胞学检查
  - 早期诊断生殖肉眼不易发现的恶性肿瘤及测定女性激素水平
  - 职标本前24小时阴道禁止性交，检查，灌洗及局部上药
- 子宫颈脱落细胞HPV检测
  - （－），即没有感染HPV病毒
  - （＋），患子宫颈癌的风险明显增加
- 妇科肿瘤标志物检查
- 女性生殖器官活组织检查
  - 外阴活组织检查：标本置10%甲醛溶液中固定后送病检
  - 阴道活组织检查
  - 宫颈活组织检查：可疑宫颈癌者选3、6、9、12点4点取材
  - 子宫内膜活组织检查：收集全部组织同定于4%甲醛溶液中送检
  - 诊断性宫颈锥切术：切除标本12点处做标志，以4%甲醛溶液固定
  - 诊断性刮宫

妇产科常用特殊检查
├─ 女性内分泌激素的测定
│ ├─ 促卵泡刺激素（FSH）
│ │ ├─ 高于15mU/ml：生育能力较差
│ │ └─ 高于40mU/ml：卵巢功能衰竭
│ ├─ 催乳素（PRL）：正常值在4～21μg/L
│ ├─ 雌二醇（E_2）
│ └─ 孕酮：对不孕妇女和反复自然流产妇女可帮助查找原因
├─ 输卵管通畅检查
│ ├─ 输卵管通液术
│ │ ├─ 输卵管通畅
│ │ ├─ 输卵管阻塞
│ │ └─ 输卵管通而不畅
│ ├─ 子宫输卵管造影
│ └─ 妇科内镜输卵管通畅检查
├─ 常用穿刺检查
│ ├─ 经腹壁腹腔穿刺术
│ ├─ 经阴道后穹隆穿刺术
│ └─ 经腹壁羊膜穿刺术
└─ 影像检查
   ├─ 超声
   │ ├─ B超：检查胎儿发育是否正常
   │ ├─ 彩色多普勒超声：进行胎母血流检测
   │ └─ 三维超声扫描
   ├─ X线：了解子宫腔和输卵管腔内形态
   ├─ 计算机体层扫描
   ├─ 磁共振成像
   └─ 正电子发射体层显像

第三十四章　妇产科内镜

第一节　胎　儿　镜

双胎输血综合征

一、适应证

Quintero 分期 II ～ IV 期及部分 Quintero I 期的病例。

二、禁忌证

（1）一胎结构异常。

（2）先兆流产者。

（3）孕妇存在各器官系统感染特别是怀疑宫内感染者。

（4）完全前壁胎盘无穿刺途径。

（5）母体有严重内外科合并症或产科并发症不适合手术。

三、并发症

1. 母体　出血，手术后数小时内出现腹部疼痛者要引起重视。感染，羊水渗漏，胎膜早破，流产、早产、死胎。

2. 胎儿　宫内死亡、假性羊膜束带综合征、胎儿躯/肢体灼伤。

第二节　阴　道　镜

阴道镜检查是利用阴道镜将宫颈阴道部位或生殖器部位上皮

放大 5~40 倍直接观察，以观察肉眼看不到的微小病变，在可疑部位进行定位活检，以提高宫颈疾病、生殖器病变的确诊率。

适应证	1. 子宫颈细胞学检查 LSTL 及以上、或者 ASCUS 伴高危型 HPV DNA 阳性或 AGC 者 2. 有接触性出血，肉眼观察宫颈无明显病变者 3. 肉眼观察可疑癌变，可疑病灶行定位活检 4. 可疑下生殖器及生殖道尖锐湿疣 5. 可疑阴道腺病、阴道恶性肿瘤 6. 子宫颈、阴道及外阴病变治疗后复查和评估
步骤	1. 检查前应有阴道细胞涂片检查结果，除外阴道毛滴虫、念珠菌、淋菌等炎症。检查前 24 小时避免阴道冲洗、双合诊和性生活 2. 患者取膀胱截石位，用阴道窥器充分暴露子宫颈阴道部，用棉球轻轻擦净子宫颈分泌物。为避免出血，不可用力涂擦 3. 打开照明开头，将物镜调至与被检部位同一水平，调整好焦距（一般物镜距被检物约为 25~30cm），调至物象清晰为止。先在白光下用 10 倍低倍镜粗略观察被检部位。以子宫颈为例，可粗略观察子宫颈外形、颜色及血管等 4. 用 3%~5% 醋酸棉球涂擦子宫颈阴道部，使上皮净化并肿胀，对病变的境界及其表面形态观察更清楚，需长时间观察时，每 3~5 分钟应重复涂擦 3% 醋酸一次。精密观察血管时应加绿色滤光镜片，并放大 20 倍。最后涂以复方碘液（碘 30g，碘化钾 0.6g，加蒸馏水 100ml），在碘试验阴性区或可疑病变部位，取活检送病理检查 5. 必要时用绿色滤光镜片并放大 20 倍观察，可使血管图像更清晰 6. 碘试验：成熟鳞状上皮细胞富含糖原，涂复方碘液（碘 30 克、碘化钾 0.6 克，加蒸馏水至 100ml），糖原与碘结合呈深棕色，称为碘试验阳性。柱状上皮、未成熟化生上皮、角化上皮及不典型增生上皮不含糖原，涂碘后均不着色，称为碘试验阴性。观察不着色区域的分布，在异常图像部位或可疑病变部位取多点活检送病理检查

<table>
<tr><td rowspan="20">结果判断</td><td>1. 正常子宫颈阴道部鳞状上皮：光滑呈粉红色。涂3%醋酸后上皮不变色。碘试验阳性</td></tr>
<tr><td>2. 子宫颈阴道部柱状上皮：宫颈管内的柱状上皮下移，取代子宫颈阴道部的鳞状上皮，临床称子宫颈糜烂。肉眼见表面绒毛状，色红。涂3%醋酸后迅速肿胀呈葡萄状。碘试验阴性</td></tr>
<tr><td>3. 转化区：即鳞状上皮与柱状上皮交错的区域，含新生的鳞状上皮及尚未被鳞状上皮取代的柱状上皮。阴道镜下见树枝状毛细血管。由化生上皮环绕柱状上皮形成的葡萄岛。开口为化生上皮之中的腺体开口及被化生上皮遮盖的潴留囊肿（宫颈腺囊肿）。涂3%醋酸后化生上皮与圈内的柱状上皮明显对比。涂碘后，碘着色深浅不一。病理学检查为鳞状上皮化生</td></tr>
<tr><td>4. 不正常的阴道镜图像：碘试验均为阴性。</td></tr>
<tr><td>（1）白色上皮：涂醋酸后色白，边界清楚，无血管。病理学检查可能为化生上皮、不典型增生</td></tr>
<tr><td>（2）白斑：白色斑片，表面粗糙隆起且无血管。不涂3%醋酸也可见。病理学检查为角化亢进或角化不全，有时为HPV感染。在白斑深层或周围可能有恶性病变，应常规取活检</td></tr>
<tr><td>（3）点状结构：旧称白斑基底。涂3%醋酸后发白，边界清楚，表面光滑且有极细的红点（点状毛细血管）。病理学检查可能有不典型增生</td></tr>
<tr><td>（4）镶嵌（mosaic）：不规则的血管将涂3%醋酸后增生的白色上皮分割成边界清楚、形态不规则的小块状，犹如红色细线镶嵌的花纹。若表面呈不规则突出，将血管推向四周，提示细胞增生过速，应注意癌变。病理学检查常为不典型增生</td></tr>
<tr><td>（5）异型血管：指血管口径、大小、形态、分支、走向及排列极不规则，如螺旋形、逗点形、发夹形、树叶形、线球形、杨梅形等。病理学检查多为程度不等的癌变</td></tr>
<tr><td>5. 早期子宫颈癌：强光照射下表面结构不清，呈云雾、脑回、猪油状，表面稍高或稍凹陷。局部血管异常增生，管腔扩大，失去正常血管分支状，相互距离变宽，走向紊乱形态特殊，可呈蝌蚪形、棍棒形、发夹形、螺旋形或绒球等改变。涂3%醋酸后表面呈玻璃样水肿或熟肉状，常并有异形上皮。碘试验阴性或着色极浅</td></tr>
</table>

第三节 宫 腔 镜

适应证	1. 经常性子宫出血，包括月经量过多、月经过频、经期过长、不规则子宫出血等
	2. 不孕症和反复自然流产：在男女双方全面、系统评估的基础上，探查宫腔内病因并予以矫正
	3. B超、子宫输卵管碘油造影或诊刮检查提示有宫腔内异常或可疑者，可经宫腔镜检查确诊、核实或排除
	4. 有子宫腔内粘连或宫腔内异物残留者，后者包括胎儿骨片等
	5. 疑有子宫内膜癌及其癌前病变者，应用宫腔镜检查、定位活检结合组织病理学评估，有助于早期诊断和及时处理
	6. 患者选择合适和术前准备齐全，某些宫腔镜手术可替代或改观传统的治疗方法
	7. 宫腔镜诊疗技术在计划生育临床和科研中的应用：①宫内节育器IUD定位及去除；②在人工流产及其并发症诊治中的作用；③宫腔镜输卵管绝育研究
	8. 作为随访和科学研究中的应用
	9. 宫腔粘连的诊断
	10. 评估超声检查的异常宫腔回声及占位性病变
禁忌证	1. 急性或亚急性生殖道感染者
	2. 心、肝、肾功能衰竭急性期及其他不能耐受手术者
	3. 近期有子宫穿孔或子宫手术史者（3个月内）
	4. 体温 >37.5℃ 者
	5. 子宫颈恶性肿瘤、生殖道结核未经适当抗结核治疗者
	6. 子宫颈瘢痕，不能充分扩张者
并发症	子宫穿孔：引起子宫穿孔的高危因素包括子宫颈狭窄、宫颈手术史、子宫过度屈曲、宫颈过小、扩宫力量过强、哺乳期子宫等。一旦发生，立即查找穿孔部位，确定临近脏器有无损伤，决定处理方案。如患者生命体征平稳、穿孔范围小、无活动性出血及脏器损伤时，可使用缩宫素及抗生素保守观察治疗；如穿孔范围大、可能伤及血管或有脏器损伤时，应立即手术处理

续表

并发症	出血：宫腔镜检术后一般有少量的阴道出血，多在一周内干净。宫腔镜手术可因切割过深、宫缩不良或术中止血不彻底导致出血多，可用电凝器止血，也可用 Foley 导管压迫 6~8 小时止血
	感染：发生率低。掌握好适应证和禁忌证，术前和术后适当应用抗生素，严格消毒器械，可以避免感染的发生

第四节　腹　腔　镜

适应证	①宫外孕的手术治疗：可行腹腔镜输卵管切除术，输卵管线性切开取胚胎术保留输卵管，输卵管异位妊娠的包块清除术；②卵巢囊肿的剥除术；③输卵管或卵巢良性肿瘤切除术；④附件切除术；⑤绝育术、子宫穿孔修补术、节育环外游取环术；⑥盆腔粘连分解术；⑦不孕症、输卵管造口术；⑧子宫复位术、子宫悬吊术；⑨子宫肌瘤的手术治疗
操作步骤	1. 常规消毒 2. 人工气腹：于脐轮下缘切开皮肤 1cm，由切口处以 90° 插入气腹针，回抽无血后接一针管，若生理盐水顺利流入，说明穿刺成功、针头在腹腔内。接 CO_2 充气机，进气速度不超过 1L/min，总量以 1~2L/min 为宜。腹腔内压力达 12~15mml/L 3. 套管针穿刺：腹腔镜需自套管插入腹腔，故需先将套管针刺入。腹腔镜套管较粗，切口应为 1.5cm。提起脐下腹壁，将套管针先斜后垂直慢慢插入腹腔，进入腹腔时有突破感，拔出套管芯，听到腹腔内气体冲出声后插入腹腔镜，接通光源，调整患者体位成头低臀高 15°位，并继续缓慢充气

操作步骤	4. 腹腔镜观察：术者手持腹腔镜，目镜观察子宫及各韧带、卵巢及输卵管、直肠子宫陷凹。观察时助手可移动举宫器，改变子宫位置配合检查。必要时可取可疑病灶组织送病理检查 5. 取出腹腔镜：检查无内出血及脏器损伤，方可取出腹腔镜，排出腹腔内气体后拔除套管，缝合腹部切口，覆以无菌纱布，胶布固定 6. 腹腔镜检查后处理 （1）应给予抗生素预防感染 （2）缝合腹部切口前虽已排气，腹腔仍可能残留气体而感肩痛和上腹部不适感，通常并不严重，无需特殊处理
并发症及预防措施	1. 出血性损伤：腹膜后大血管损伤、腹壁血管损伤、手术视野出血 2. 脏器损伤：当卵巢输卵管与侧盆壁或子宫骶骨韧带附近的腹膜有严重粘连时，如操作不当，会引起输尿管的损伤 3. 与气腹相关的并发症：如高碳酸血症、皮下气肿、气体栓塞等 4. 其他并发症：腹腔镜专用手术器械性能缺陷或使用不当所致的并发症，如电热损伤引起的胆管缺血性狭窄、高频电流的"趋肤效应"造成的空腔脏器穿孔

小结速览

妇产科
内镜
├─ 胎儿镜
│ ├─ 双胎输血综合征适应证：Quintero 分期 Ⅱ ～ Ⅳ 期及部分 Quintero Ⅰ 期的病例
│ └─ 禁忌证
│   ├─ 一胎结构异常
│   ├─ 先兆流产者
│   ├─ 孕妇存在各器官系统感染
│   ├─ 完全前壁胎盘无穿刺途径
│   └─ 母体有严重内外科合并症或产科并发症不适合手术
│
├─ 阴道镜
│ ├─ 鳞状上皮：涂 3% 醋酸后上皮不变色
│ ├─ 柱状上皮：涂 3% 醋酸后迅速肿胀呈葡萄状
│ ├─ 转化区：涂碘后，碘着色深浅不一
│ ├─ 异常：白色上皮、白斑、点状结构、镶嵌、异型血管
│ └─ 早期子宫颈癌：呈云雾、脑回、猪油状
│
├─ 宫腔镜——并发症：子宫穿孔、出血、感染
│
└─ 腹腔镜——并发症
   ├─ 出血性损伤
   ├─ 脏器损伤
   └─ 与气腹相关的并发症